Obesidad

Obesidad

Javier Salvador Rodríguez
Eduardo Caballero Gómez
Gemma Frühbeck Martínez
Jesús Honorato Pérez

EVEREST

ÍNDICE DE CONTENIDOS

Salud para todos

Obesidad

Concepto y epidemiología de la obesidad

La obesidad se define como un excesivo acúmulo de grasa corporal. Esta definición entraña un concepto muy importante, que hace referencia a que la obesidad implica un aumento de la parte grasa, o lo que también llamamos el compartimento graso del organismo, que curiosamente tiene una densidad menor que la masa magra (tejido muscular y óseo).

Aunque en la mayoría de casos los pacientes obesos presentan un peso corporal superior al normal, esto no es necesariamente así en todas las personas. En otras palabras, algunas personas poseen un exceso de peso debido a un aumento en el contenido de su masa magra. Esta condición nunca debe calificarse como obesidad. Estas circunstancias son frecuentes en deportistas de elite, que alcanzan un gran desarrollo muscular a expensas del cual incrementan el peso, sin que ello conlleve un aumento del tejido graso o adiposo, que es el factor definitorio de la obesidad. Por el contrario, otras personas presentan un peso normal, pero poseen un porcentaje de grasa corporal superior al establecido como normal y, así, son obesos sin exceso de peso propiamente dicho (*véase* **Figura 1**).

Este concepto, basado en la cuantificación de los compartimentos corporales, tiene una importante trascendencia médica. La mayoría de complicaciones que se asocian a la obesidad deben su existencia al exceso del compartimento graso, que es el que debe eliminarse de la forma más selectiva posible para obtener un resultado favorable desde el punto de vista de la salud.

Así pues, en sentido estricto deberíamos conocer la composición corporal de las personas antes de otorgarles el calificativo de "obesas". Sin embargo, en la práctica rutinaria los parámetros que definen la existencia de obesidad se basan en la estimación del peso corporal, dado que, en general, las personas obesas poseen un aumento muy desproporcionado de masa grasa que se asocia con la normalidad o el leve

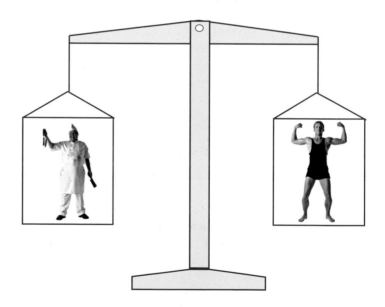

El mismo peso, pero diferente composición corporal

Figura 1. El peso no siempre informa correctamente acerca de la composición corporal de las personas.

incremento de la masa magra. Esto quiere decir que los obesos, por norma general, tienen exceso de peso.

Desde el punto de vista cuantitativo, que no conceptual, la definición de obesidad implica un exceso de peso corporal por encima de unos cánones establecidos. La forma más utilizada, debido a la sencillez de su aplicación, para establecer el límite entre la normalidad y lo patológico es el índice de masa corporal (IMC) (*véase* más adelante), que se obtiene dividiendo el peso en kilogramos por la talla en metros al cuadrado; por ejemplo, una persona que pese 70 kg y mida 1,68 m, su IMC será igual a 70 dividido por el cuadrado de 1,68, que es 2,82. Su IMC será de 24,8. Se habla de obesidad cuando este índice es superior a 30 kg/m^2. Por lo tanto, obviando las consideraciones realizadas respecto a la estimación de la grasa corporal, los organismos internacionales de salud han consensuado una barrera ponderal ósea del peso, por encima de la cual se puede hablar de obesidad. Dependiendo de la desviación del índice de masa corporal, es decir, de la intensidad de la obesidad, se han definido distintos grados que se correlacionan con la inclinación que tienen las personas para desarrollar complicaciones asociadas. El término sobrepeso hace referencia a una situación intermedia entre la obesidad y la normalidad (*véase* más adelante: "Clasificación de la obesidad").

Desde el punto de vista cuantitativo, que no conceptual, la definición de obesidad implica un exceso de peso corporal por encima de unos cánones establecidos.

Epidemiología de la obesidad

La epidemiología de la obesidad estudia la frecuencia y distribución de la obesidad entre las distintas poblaciones, así como los posibles factores determinantes en su aparición o desarrollo. El dato que internacionalmente ha sido aceptado para, según su valor, juzgar la condición de obesidad en estudios poblacionales es el índice de masa corporal. Aun cuando la correlación entre esta cifra y la magnitud de la grasa corporal es satisfactoria al evaluar diversos colectivos de personas, no deben olvidarse las limitaciones que dicho criterio establece, especialmente cuando se llevan a cabo mediciones individuales.

Hoy en día se ha reconocido que la obesidad y sus complicaciones asociadas constituyen uno de los problemas de mayor impacto sobre la salud pública. Su prevalencia aumenta de forma progresiva en la mayoría de las comunidades, habiéndose convertido en la enfermedad metabólica más frecuente.

El interés por recoger datos epidemiológicos radica en establecer grados de riesgo, que permitan programar líneas de actuación específicas para un determinado colectivo. En este sentido, es bien conocido que existe una clara correlación entre la intensidad de la obesidad y la frecuencia de desarrollo de complicaciones, que es máxima cuando el índice de masa corporal supera cifras de 40 kg/m².

Aunque dependiendo de los métodos de valoración que se empleen es posible hacer uso de distintos criterios para definir la obesidad, el parámetro más universalmente utilizado es el índice de masa corporal. La Conferencia Internacional sobre Control del Peso Corporal definió el peso normal como "el correspondiente al intervalo comprendido entre los índices de masa corporal de 20 y 25 kg/m²".

EE UU es un país en el que el problema de la obesidad ha experimentado un extraordinario aumento de prevalencia en los últimos años, que ha pasado de 13 ó 14%, en la población general de los años 1960-1980, al 22,3% en el período 1988-1994, cuando se analiza la población entre 20-80 años. La tasa de personas con sobrepeso (índice de masa corporal superior a 25), se aproxima al 35%. Además, la distribución de personas obesas varía con las diferentes etnias. Así, la prevalencia es máxima en el colectivo de hispanos y

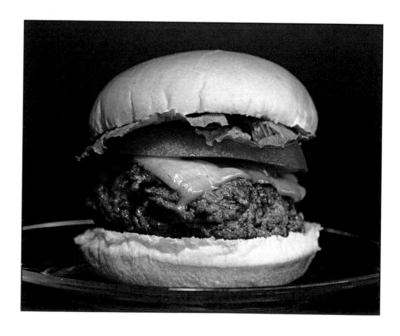

personas de color, especialmente en el sexo femenino, donde alcanza un 50%, mientras que entre las personas de raza blanca no supera el 35%.

Algunos colectivos concretos de habitantes de las islas de la Polinesia poseen unas tasas de prevalencia muy superiores, en probable relación con factores genéticos.

Las tasas en países europeos son en general inferiores a las de EE UU, pero también presentan con el tiempo una evolución progresivamente ascendente. La prevalencia de obesidad en Gran Bretaña se encuentra alrededor del 13% en hombres y del 15% en mujeres, mientras que países como Holanda o Alemania poseen cifras de frecuencia inferiores.

Es alarmante la evolución observada en los últimos 20 años, en los que se ha duplicado la población de obesos tanto en EE UU como en Gran Bretaña.

Es alarmante la evolución observada en los últimos 20 años, en los que se ha duplicado la población de obesos tanto en EE UU como en Gran Bretaña. Esta evolución afecta igualmente a la población infantil.

Nuestro país no es ajeno a esta tendencia. Recientemente, un estudio llevado a cabo por la Sociedad Española para el Estudio de la Obesidad (SEEDO) cifra la prevalencia de obesidad en España en 13,4% (11,5% en hombres y 15,3% en mujeres). También se dispone de datos referentes a distintas comunidades y provincias. Así, en el País Vasco la frecuencia alcanza al 14%, similar a la de Guadalajara, que es de 14,8%, e inferior a la tasa observada en la comunidad valenciana (16,4%), Orihuela, León o Albacete, en donde se encuentra próxima al 20%.

También disponemos de datos evolutivos derivados de la Encuesta Nacional de Salud que revelan una prevalencia del 8,2% en 1987, lo que supone un aumento a 12,1% en 1997, documentando un incremento del 32% en este período de tiempo.

Además de los factores genéticos, de indudable influencia en el desarrollo de la obesidad, es necesario invocar la participación de factores ambientales, destacando entre ellos el aumento de la ingesta de grasas (principio inmediato de mayor poder calórico) y el sedentarismo, aspectos ambos derivados de los hábitos de la vida moderna. La alimentación basada en la comida rápida y otros productos ricos en grasas saturadas favorece la alimentación hipercalórica, lo que se conjuga con la disminución de actividad física consecuencia del transporte motorizado, excesivo número de horas frente al televisor, etcétera, resultando un balance calórico positivo, es decir, se comen más calorías de las que se gastan, que se acumulan en el organismo en forma de tejido adiposo o grasa.

A medida que avanza la edad se favorece el acúmulo graso y su distribución abdominal, fenómenos ambos que aumentan la probabilidad del desarrollo de complicaciones cardiovasculares (hipertensión arterial, angina de pecho, infarto de miocardio), metabólicas (diabetes, hipercolesterolemia), así como el desarrollo de algunos tipos de cáncer (mama, colon, etcétera).

A medida que avanza la edad se favorece el acúmulo graso y su distribución abdominal.

Existen una serie de factores que influyen en la tasa de prevalencia de la obesidad.

1. **Sexo.** La prevalencia de obesidad es superior en el sexo femenino, en cualquier grupo de edad.

2. **Edad.** A medida que avanza la edad, la prevalencia de obesidad aumenta hasta los 50-65 años, época en que la tasa se estabiliza. La obesidad infantil predispone a la obesidad en la etapa adulta, de donde se deduce la importancia de prevenir y tratar la obesidad a edades más tempranas.

3. **Factores socio-culturales.** La prevalencia de obesidad se encuentra muy influenciada por elementos ambientales. Entre ellos, destacan los factores económicos, sociales y culturales. En general, la obesidad es más frecuente en niveles económicos bajos, y en los colectivos con menor nivel cultural, que carecen de conocimientos acerca de las recomendaciones dietéticas saludables. No obstante, en estas comunidades se entremezclan factores nutricionales.

4. **Factores nutricionales.** Algunos estudios han puesto de manifiesto que factores tales como la sobreingesta, o sobre todo el mantenimiento de una dieta rica en grasas, se asocia con el aumento de la prevalencia de obesidad observado en estudios poblacionales.

5. **Actividad física.** En España y en otros países, tanto de habla hispana como europeos, existe una relación lineal entre obesidad y sedentarismo. Es llamativa la relación entre el tiempo dedicado a ver televisión y la evolución de las tasas de obesidad.

6. **Factores genéticos.** Aunque existen evidencias clínicas de la participación de la genética en el desarrollo de

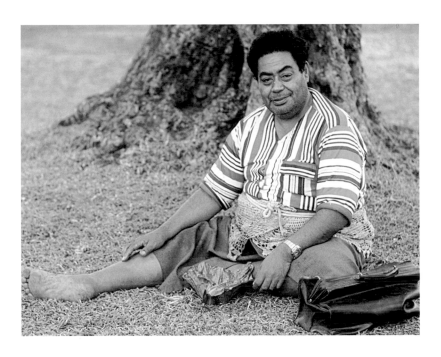

la obesidad, no se ha encontrado aún el gen o grupo de genes responsable de la enfermedad. La identificación de la leptina, hormona producida por las células del tejido adiposo, creó expectativas en este sentido. Sin embargo, las mutaciones del gen que regula la leptina son extraordinariamente raras en humanos, aunque cuando ocurren producen obesidad extrema. Los estudios realizados en personas adoptadas indican que la influencia de la herencia supone un 30% en el desarrollo de la obesidad, mientras que en gemelos la heredabilidad explica un 74% de la variabilidad en el depósito graso.

Epidemiología de las complicaciones asociadas a la obesidad

Existe una clara asociación entre la magnitud de la obesidad y el riesgo de desarrollar complicaciones, que contribuyen de forma determinante a empeorar la calidad de vida y a acortar las expectativas de la misma del paciente obeso.

Hipertensión arterial

La obesidad constituye un factor de riesgo para el desarrollo de la hipertensión arterial. Los mecanismos implicados son múltiples, aunque no del todo bien conocidos. Hasta un ter-

Salud para todos

Obesidad

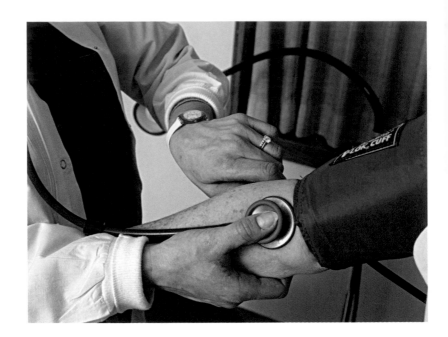

Salud para todos

Obesidad

cio del total de personas con hipertensión arterial, deben esta condición a la obesidad acompañante. La reducción de peso disminuye significativamente las cifras de tensión arterial en estos pacientes.

Enfermedad cardiovascular

La obesidad es por sí misma un factor de riesgo vascular, que se ve potenciado por su asociación con otros factores como son diabetes, hipertensión arterial, hiperlipemia (elevación del colesterol o los triglicéridos) y alteraciones en la coagulación de la sangre. La obesidad se asocia a mayores prevalencias de insuficiencia coronaria y enfermedad vascular cerebral. La mayor tasa de enfermedades cardiovasculares se manifiesta ya a partir de índices de masa corporal superiores a 25 kg/m^2. La distribución abdominal de la grasa favorece, en general, las complicaciones cardiovasculares y metabólicas de la obesidad.

Diabetes mellitus

La obesidad favorece el desarrollo de diabetes mellitus tipo 2 porque promueve la insulinorresistencia, que es uno de los elementos causales de la alteración en el metabolismo de los carbohidratos.

El riesgo de desarrollar diabetes en personas obesas oscila entre 2,9 y 10 veces más, que respecto a lo que sucede en la población no obesa. Otras influencias genéticas y ambientales explican esta dispersión. El riesgo en índices de masa corporal superiores a 40 kg/m², es muy superior al que se advierte en índices en torno a 25 kg/m².

Hiperlipemia

La obesidad favorece el aumento de colesterol y triglicéridos, que son factores reconocidos de riesgo vascular. El exceso de grasa reduce la concentración de HDL-colesterol (bueno) y aumenta los niveles de LDL-colesterol (malo). Por cada 10% de aumento sobre el peso ideal, el colesterol aumenta en 12 mg/dl.

Enfermedades respiratorias

La obesidad mórbida, es decir, la de mayor grado, se asocia con frecuencia al síndrome de apnea del sueño, que es responsable de disminuciones bruscas del nivel de oxígeno en la sangre durante la noche y aumenta el riesgo vascular. En grados extremos se produce la llamada "insuficiencia respiratoria restrictiva", que posee efectos muy negativos sobre la función cardíaca.

Neoplasias

Se ha demostrado asociación entre obesidad y cáncer de mama en mujeres con antecedentes familiares. También existen datos que relacionan la obesidad con el cáncer de colon y próstata.

Litiasis biliar

La colelitiasis es 3 ó 4 veces más frecuente en la población obesa, especialmente en la de sexo femenino.

Alteraciones articulares

La probabilidad de artrosis de rodillas es 4 veces superior, y la de artrosis de caderas 2 veces mayor en la población obesa que en la no obesa. La disminución de dos unidades de índice de masa corporal, reduce en un 50% el riesgo de artrosis de rodillas.

Los datos epidemiológicos actuales son indicativos de la magnitud del problema que la obesidad representa para la salud pública, tanto desde el punto de vista estricto de la sa-

lud como en lo que respecta al coste económico a que da lugar. Esta información debe sensibilizar a los diferentes estra-
tos de la sociedad, para que se pongan en marcha medidas
tanto a nivel personal como colectivo, que permitan revertir
la tendencia creciente del problema y la de sus complicaciones derivadas.

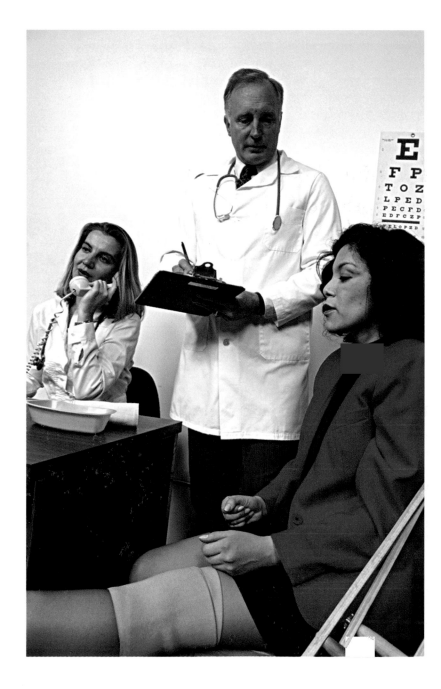

Regulación del balance energético

La ecuación del balance energético

El tejido adiposo representa, entre otras funciones, un acúmulo de energía del organismo. Su magnitud se produce por la llamada "ecuación del balance energético" (*véase* **Figura 2**). Según esta ecuación, la entrada y salida de energía determina un balance que regula el estado nutricional de la persona. En condiciones normales la entrada de energía debe equivaler al gasto calórico, para que así se mantenga la homeostasis o equilibrio nutricional.

El desequilibrio crónico de la ecuación del balance energético hacia el acúmulo de energía, puede deberse a un aumento de la ingesta o a una disminución del consumo, lo que origina un balance calórico positivo que se traduce en un aumento del compartimento graso, que es el elemento que define la condición de obesidad.

La entrada de energía viene representada por la ingesta de alimentos. El gasto energético está constituido por varios componentes, entre los que destaca -por su magnitud- el metabolismo basal.

Así pues, para conocer las causas que hacen posible el desarrollo de la obesidad es necesario profundizar en los componentes y en los mecanismos reguladores de la ingesta y del gasto calórico.

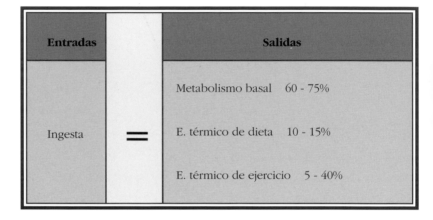

Figura 2. Ecuación del balance energético.

La ingesta calórica

La ingesta de alimentos se encuentra regulada por la interrelación entre hambre y saciedad (*véase* **Figura 3**). Estas sensaciones tienen sus centros reguladores en el hipotálamo, una estructura localizada en el cerebro que ocupa una posición estratégica en la integración entre el sistema nervioso y la secreción de hormonas. El hipotálamo recibe numerosas informaciones provenientes de otras áreas del sistema nervioso central y de otras zonas del organismo, y las transforma en órdenes a través de la secreción de hormonas que tiene lugar en las propias neuronas. Estas "neurohormonas" son capaces de regular la secreción de las hormonas de la hipófisis, implicando a sistemas biológicos de gran trascendencia funcional como la respuesta al estrés, reproducción y crecimiento; también, de regular otros circuitos neuronales como los que se ubican en los centros del hambre y la saciedad. Por lo tanto, el hipotálamo es una estructura básica en el control de la conducta alimentaria.

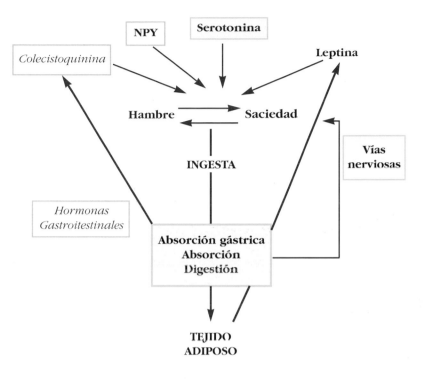

Figura 3. Representación esquemática simplista de la regulación de la ingesta alimentaria.

Las investigaciones realizadas en animales de experimentación sugieren que el centro del hambre se localiza en el hipotálamo lateral, mientras que el de la saciedad se encuentra en el hipotálamo ventromedial. Estos centros recogen información enviada por otras áreas del sistema nervioso central y por otros órganos, como los implicados en los procesos de digestión y absorción (*véase* **Figura 3**), que se transmiten a través de mensajeros químicos (hormonas gastrointestinales) o de la activación de vías nerviosas (por ejemplo, el nervio vago).

La ingesta de alimentos se encuentra regulada por la interrelación entre hambre y saciedad.

Contrariamente a lo que en un principio se pensaba, el tejido adiposo no es inerte. Recientemente se ha descubierto una hormona producida por las células grasas o adipocitos, que se denomina leptina. Sus efectos se concretan en reducir la ingesta alimentaria por acción a nivel hipotalámico y en estimular el consumo energético, favoreciendo el balance calórico negativo. Estos efectos "adelgazantes" son los que han proporcionado el nombre a la hormona (del griego *leptos*: "delgado"). El descubrimiento de la leptina ha permitido encontrar un elemento de unión entre la conducta alimentaria y las reservas energéticas del organismo.

El descubrimiento de la leptina ha permitido encontrar un elemento de unión entre la conducta alimentaria y las reservas energéticas presentes en el organismo.

Teóricamente, cuando se produce un aumento del tejido adiposo éste produce una elevación en las concentraciones de leptina en el plasma que alcanza el hipotálamo, donde promoverá una disminución de la ingesta encaminada a mantener el equilibrio de la situación nutricional.

Sin embargo, hoy en día es bien conocido que las personas obesas poseen concentraciones elevadas de leptina, pese a lo cual su apetito no disminuye, indicando que en la gran mayoría de obesos existe un cierto grado de resistencia al efecto de la leptina.

A pesar de que estos hallazgos iniciales fueron decepcionantes en cuanto a la posibilidad de emplear la leptina en el tratamiento de la obesidad, su descubrimiento ha abierto grandes perspectivas en la investigación de la fisiopatología de la obesidad y de otras alteraciones del estado nutricional. Adicionalmente, la leptina posee otras acciones que implican al sistema reproductor, regulación de la tensión arterial, de la inmunidad y del metabolismo óseo, entre otras, por lo que el papel que desempeña en el organismo está aún por esclarecer.

Neurotransmisores

Las conexiones entre las neuronas en los circuitos cerebrales tiene lugar merced a la existencia de los neurotransmisores. Estas sustancias son las encargadas de transmitir las influencias estimuladoras o inhibidoras entre una neurona y otra. Por lo tanto, dependiendo de los neurotransmisores que se liberen en la sinapsis o conexión entre las neuronas los efectos pueden ser diferentes.

El papel de los neurotransmisores en la regulación del comportamiento alimentario es muy complejo, debido a la intervención de múltiples influencias en los circuitos neuronales del hambre y la saciedad. La serotonina, un neurotransmisor implicado en el ritmo sueño-vigilia y otros fenómenos de ritmicidad biológica, posee un efecto inhibidor de la ingesta de alimentos en el animal de experimentación. La traducción práctica de este efecto viene dada por el desarrollo de fármacos con efecto serotoninérgico, que han sido incorporados al tratamiento de la obesidad para reducir el apetito, como fue la dexfenfluramina (ya retirada del mercado), y que en el momento actual es la sibutramina. La estimulación adrenérgica también inhibe el apetito, lo que dio lugar al uso de derivados anfetamínicos con el mismo fin.

Neuropéptidos

Otros compuestos de estructura más compleja que los neurotransmisores, como son los neuropéptidos, también participan en la red reguladora del apetito y la saciedad.

Algunos de ellos se sintetizan en el sistema nervioso central, mientras que otros se producen en tejidos periféricos, siendo transportados al cerebro para ejercer un efecto modulador de la conducta alimentaria. Algunos poseen efecto anorexiante, es decir, disminuyen el apetito, como es el péptido liberador de corticotropina (CRH), que también se encuentra implicado en la respuesta hormonal al estrés.

Más complejos que los neurotransmisores, los neuropéptidos, también participan en la red reguladora del apetito y la saciedad.

Otros, en cambio, producen el efecto opuesto, como es el caso del neuropéptido, que posee acciones antagónicas a las de la leptina. Muchas hormonas generadas en el tubo digestivo, y llamadas por ello hormonas gastrointestinales, también influyen sobre la ingesta alimentaria. Entre todas destaca la colecistoquinina, que tiene un potente efecto saciante. Algunos otros péptidos como gastrina, neurotensina, galanina, etcétera, se encuentran también implicados en el control del apetito.

Otros factores

El concurso de otros elementos bioquímicos como la glucosa, ácidos grasos libres, glucagón o insulina es incontestable.

La contribución de aferencias o de estímulos nerviosos procedentes del tubo digestivo, es igualmente importante. La distensión gástrica que se produce tras la ingesta envía señales neurógenas, y probablemente también humorales, que contribuyen a estimular la saciedad.

Así pues, la red de elementos reguladores de la ingesta es extraordinariamente complicada. Sus mecanismos y funciones son muy complejos, y sólo parcialmente conocidos. La investigación de los factores implicados en la regulación del hambre y de la saciedad continúa representando un objetivo prioritario, dado que el aumento de la ingesta calórica es uno de los factores implicados en el desarrollo y mantenimiento de la obesidad.

Valor energético de los alimentos

Los principios inmediatos tienen diferente valor calórico, entendiendo por el mismo la cantidad de calorías que producen al quemarse.

Independientemente de que cada principio inmediato posea determinadas funciones preferenciales en el organismo, todos proporcionan energía y, por lo tanto, deben tenerse en cuenta en el balance energético.

Los principios inmediatos tienen diferente valor calórico, entendiendo por el mismo la cantidad de calorías que producen al quemarse.

Mientras carbohidratos y proteínas aportan un valor energético de unas 4 kilocal-orías/gramo, las grasas tienen mayor densidad energética, alcanzando 9 kilocalorías por gramo, mientras que el alcohol proporciona 7,1 kilocalorías/gramo. Es muy conveniente conocer la composición de los alimentos que se ingieren si se desea averiguar, de forma aproximada, el aporte calórico de la ingesta alimentaria.

El gasto calórico

Las funciones del organismo producen un consumo energético, que deberá equilibrarse con la entrada calórica proveniente de la ingesta para evitar tanto la desnutrición como la obesidad. Existen tres componentes del gasto energético (*véase* **Figura 2**):

1. Metabolismo basal.
2. Termogénesis.
3. Efecto termogénico de la actividad física.

Metabolismo basal

Es la energía mínima que requiere el organismo para el mantenimiento de sus funciones vitales, es decir, el mantenimiento de la vida exige que órganos cruciales como el corazón, pulmones, cerebro o riñón permanezcan en correcto funcionamiento. El mantenimiento de estas funciones exige un gasto energético, que se conoce con el nombre de *metabolismo basal.*

El metabolismo basal representa el 65-75% del gasto energético total. Entre los factores que regulan el metabolismo basal se encuentra la masa muscular, la superficie corporal y la edad (disminuye con la edad a partir de los 20-30 años). Circunstancias como la fiebre, enfermedades respiratorias y deter-

El metabolismo basal representa el 65-75% del gasto energético total

minadas alteraciones hormonales (hipertiroidismo, aumento de catecolaminas) aumentan el metabolismo basal. En contraste, la hipotermia y el hipotiroidismo reducen el gasto calórico en reposo.

La estimación del metabolismo basal puede llevarse a cabo mediante calorimetría directa o indirecta. La aplicación de fórmulas basadas en el peso, la talla y la edad ofrece una aproximación bastante adecuada.

LA ECUACIÓN DE HARRIS-BENEDICT ES:

Hombre

Metabolismo basal (cal/24h) = 66,5 + (13,8 x peso en kg) + (5 x talla en cm) – (6,8 x edad en años)

Mujer

Metabolismo basal (cal/24h) = 65,5 + (9,6 x peso en kg) + (1,8 x talla en cm) – (4,7 x edad en años)

Otra fórmula de cálculo rápido es la siguiente:

Hombre: 1 kcal/kg/hora

Mujer: 0,9 cal/kg/hora

Es decir, un hombre de 70 kg de peso tendría un metabolismo basal de 1.680 kilocalorías en 24 horas (70 x 24), de acuerdo con esta fórmula.

Cuando la valoración del metabolismo basal se lleva a cabo mediante calorimetría, es necesario permanecer en ayuno previo y evitar la actividad física a fin de obtener resultados fiables.

La estimación del metabolismo basal resulta de utilidad a la hora de empezar a programar el tratamiento de la obesidad.

La estimación del metabolismo basal resulta de utilidad a la hora de empezar a programar el tratamiento de la obesidad. En principio, y salvo que se deban tomar medidas terapéuticas drásticas, es deseable obtener un balance calórico negativo de -500 a -1.000 calorías diarias. Para acercarnos a este objetivo, la estimación del componente mayoritario del gasto energético ofrece la posibilidad de conseguir mayor precisión en la prescripción dietética.

La gran mayoría de pacientes obesos presentan un metabolismo basal elevado, derivado de que poseen un aumento de la masa magra con respecto a las personas sin obesidad. No es, por lo tanto, factible atribuir la obesidad a la disminución en el metabolismo basal.

Termogénesis

La termogénesis, entendida como generación de calor, se produce como consecuencia de cualquier reacción metabólica del organismo. Además de la derivada de la actividad física, que se comenta a continuación, tienen interés la termogénesis inducida por la dieta y la derivada de otros factores como el frío, la cafeína o el tabaco.

La termogénesis secundaria a la alimentación comprende dos componentes principales:

a) **Termogénesis obligatoria**, que resulta del procesamiento de los nutrientes que incluyen los mecanismos de digestión, absorción y metabolismo de los principios inmediatos.

b) **Termogénesis facultativa**, que proviene de la activación del sistema nervioso simpático que producen algunos nutrientes.

El consumo energético derivado de la termogénesis inducida por la alimentación no representa más del 10-15% del gasto energético total (*véase* **Figura 2**).

La activación simpática que produce la ingesta de algunos alimentos se traduce en un aumento de catecolaminas en tejidos como corazón, hígado y páncreas. El tejido adiposo pardo, llamado así por su alto contenido en mitocondrias, que ya presupone una elevada actividad metabólica, posee un papel básico en la termogénesis facultativa. Este tejido, que se encuentra mucho más desarrollado en animales que en humanos, posee una rica inervación simpática y es capaz de producir calor merced al concurso de proteínas desacopladoras (UCP).

Se ha investigado el posible papel que una deficiencia en la termogénesis pudiera desempeñar como causante de la obesidad. Los resultados no son, de momento, muy alentadores en este sentido. No obstante, se está ensayando terapéuticamente con diversos fármacos agonistas selectivos beta-3 adrenérgicos, en un intento por incrementar la actividad simpática y favorecer la termogénesis. Aunque los resultados obtenidos en experimentación animal son prometedores, los conseguidos en humanos ofrecen dudas acerca de la eficacia de este tipo de abordaje terapéutico.

Actividad física

Su contribución al gasto energético total es variable, dependiendo de su magnitud o intensidad. En general, puede representar el 20% del gasto calórico diario.

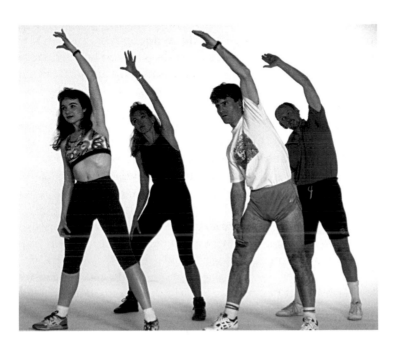

Se estima que la actividad sedentaria consume menos de 2,5 kcal/min, mientras que la actividad ligera quema 2,5-5 kcal/min, por 5-7,5 kcal/min para la actividad moderada y hasta 10 kcal/min para la intensa.

Independientemente del propio efecto termogénico del ejercicio, se ha sugerido que la actividad física puede aumentar la termogénesis inducida por dieta.

En general, para una actividad física media se considera que el metabolismo basal debe multiplicarse por 1,6 en los hombres y por 1,5 en las mujeres, para considerar el gasto calórico derivado del ejercicio.

Aunque el efecto reductor de peso de la actividad física no es muy intenso, su papel en el mantenimiento del peso perdido y en la optimización de la composición corporal tras la reducción ponderal es esencial. No debe olvidarse que la obesidad se define como un exceso de compartimento adiposo, y que lo que conviene es obtener una reducción lo más selectiva posible del exceso de tejido adiposo, para asegurar que la pérdida de peso no deteriora la masa magra.

Cálculo de requerimientos calóricos

A la hora de establecer las necesidades calóricas de una persona, es necesario -en primer lugar- tener en cuenta los objetivos que se persiguen. Si nos encontramos frente a un paciente obeso, deberemos diseñar un plan de alimentación que sea equilibradamente hipocalórico con respecto a sus necesidades. Por ello, es necesario realizar una estimación del gasto energético total. Así, debe calcularse el metabolismo basal haciendo uso de las fórmulas descritas o empleando métodos calorimétricos. A esto debe agregarse un factor de corrección en base a la actividad física. No es necesario sumar un factor correspondiente a la termogénesis.

En caso de que concurran circunstancias especiales, como son: crecimiento, embarazo o lactancia, las indicaciones pueden variar de forma muy significativa.

Una vez establecidas las necesidades calóricas, ha de programarse un plan nutricional con un contenido inferior en 500 a 1.000 calorías.

Adicionalmente, la distribución de alimentos y principios inmediatos tendrá connotaciones importantes en la eficacia no sólo en términos de reducción ponderal, sino también en el control de las complicaciones metabólicas potenciales que la obesidad puede ocasionar.

Clasificación y métodos
de valoración de la obesidad

Clasificación de la obesidad

Existen diferentes clasificaciones de la obesidad, dependiendo del criterio que se adopte como referencia.

Entre las clasificaciones más empleadas destacan las que aluden al número y tamaño de los adipocitos, a la edad de comienzo, a la distribución predominante del acúmulo adiposo, a la magnitud de la obesidad, a las complicaciones que se derivan de la misma y a la causa que la origina.

Clasificación según el número de adipocitos

La **obesidad hiperplásica** se caracteriza por presentar un gran número de adipocitos. Se corresponde con obesidades de inicio infantil o puberal.

La **obesidad hipertrófica** cursa con un aumento en el tamaño de los adipocitos más que en su número. Esta clase de obesidad es la que se desarrolla en la edad adulta.

Este tipo de clasificación no se emplea habitualmente en la clínica práctica, por las dificultades inherentes al estudio del tamaño y número de las células adiposas.

Clasificación según la edad de comienzo

Obesidad infantil o puberal. Cuando aparece en la etapa prepuberal o puberal. Con frecuencia da lugar a obesidad en la edad adulta.

Obesidad de comienzo en la edad adulta. Con el discurrir de los años aumenta la incidencia de obesidad. Otros factores ambientales, especialmente el sedentarismo, y sociales, contribuyen a explicar este tipo de obesidad, que habitualmente es de tipo hipertrófico.

Utilizar esta clasificación no añade otra información, aparte de la derivada del aspecto cronológico.

Clasificación según la distribución predominante del acúmulo graso

Obesidad de predominio abdominal o androide. El acúmulo graso tiene lugar a nivel abdominal, incrementando de forma notable el perímetro de la cintura.

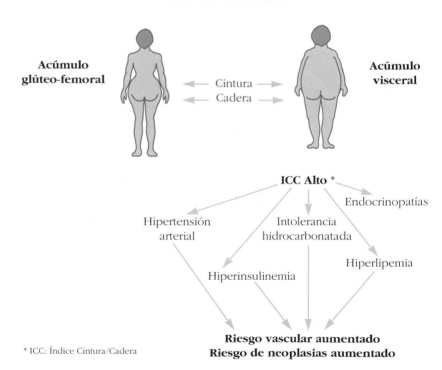

Figura 4. Tipos de obesidad según la distribución regional del depósito graso.

Obesidad de predominio en caderas o ginecoide. En contraste con la anterior, el acúmulo es predominante en la cintura pelviana, lo que da lugar a un aumento en el perímetro de la cadera (*véase* **Figura 4**).

Numerosos estudios epidemiológicos han puesto de manifiesto el papel predictivo que la distribución del tejido adiposo tiene sobre la tasa de morbimortalidad derivada de la obesidad, y especialmente en lo que respecta al desarrollo de complicaciones metabólicas y cardiovasculares de la obesidad (*véase* **Figura 4**). En realidad, los pacientes que presentan obesidad de tipo abdominal o androide propenden especialmente a la hipertensión arterial, diabetes mellitus, hipertrigliceridemia e insulinorresistencia, lo que les confiere un elevado grado de riesgo vascular, afectando tanto al territorio coronario como al cerebral. Por el contrario, aquellos pacientes con obesidad de predominio en caderas muestran una tasa de riesgo mucho más baja. Aunque el motivo por el que se producen estos trastornos no es bien conocido, se piensa que el flujo elevado de ácidos grasos libres al hígado, que ocurre en la obesidad abdominal, es clave en la promoción de estas complicaciones.

> **Algunos estudios han sugerido que la distribución adiposa resulta ser más importante que la magnitud de la obesidad en la aparición de las complicaciones cardiovasculares y metabólicas.**

Estos datos obligan a incorporar la evaluación del índice cintura/cadera (ICC), o la estimación del perímetro de la cintura a la valoración de todas las personas obesas (*véase* más adelante) y a tratar con mayor insistencia la obesidad abdominal. Algunos estudios han sugerido que la distribución adiposa resulta ser más importante que la magnitud de la obesidad en la aparición de las complicaciones cardiovasculares y metabólicas.

Clasificación según la magnitud de la obesidad

El método más empleado para diagnosticar la obesidad es la relación entre el peso y la talla, y más concretamente el llamado *índice de masa corporal* o *índice de Quetelet* (*véase* más adelante). Este parámetro se puede calcular dividiendo el peso en kilogramos por la talla en metros elevada al cuadrado.

Con la ayuda de este índice es posible disponer de una medida de la proporción entre talla y peso, que es sencilla y fácil de reproducir, por lo que su uso se ha extendido internacionalmente. Hoy en día el índice de masa corporal es el método más empleado para clasificar la obesidad según su magnitud. De acuerdo con el índice de masa corporal, se establecen los siguientes rangos:

20 - 25	Normalidad
25 - 29,9	Sobrepeso
30 - 34,9	Obesidad grado 1
35 - 39,9	Obesidad grado 2
> 40	Obesidad grado 3

Clasificación etiológica de la obesidad

La obesidad tiene una etiología multifactorial en la que se encuentran implicados elementos nutricionales, ambientales, psicológicos, sociales y genéticos. Es, por lo tanto, muy difícil contar con una clasificación pura de las causas de la obesidad. Por tanto, esta clasificación, más que una división de diferentes tipos de obesidad, es una lista que enumera los factores potencialmente contributivos al desarrollo de la misma.

La obesidad tiene una etiología multifactorial en la que se encuentran implicados elementos nutricionales, ambientales, psicológicos, sociales y genéticos.

Obesidad genética. En este capítulo se engloban una serie de síndromes congénitos, que cursan con obesidad como es el síndrome de Prader-Willi (obesidad, retraso mental, acromicria, hipogonadismo), síndrome de Lawrence-Moon-Bield (obesidad, retraso mental, retinitis pigmentaria, hipogonadismo, polidactilia) y síndrome de Alstrom, entre otros.

Los escasos casos descritos de obesidad familiar debida a leptinodeficiencia o leptinorresistencia, pueden incorporarse a este grupo.

Obesidad de causa endocrinológica. Son casos en los que el exceso de peso tiene como causa una alteración hormonal. Se incluyen en este grupo el hipotiroidismo, el síndrome de Cushing, la insulinoma y el síndrome del ovario poliquístico. La hipofunción tiroidea reduce notablemente el metabolismo basal, lo que favorece el balance calórico positivo. Los estados de hipercortisolismo dan lugar a un aumento de la grasa corporal, que se distribuye centrípetamente en cara, cuello y abdomen. Las situaciones que cursan con hiperinsulinemia favorecen el acúmulo graso, merced al efecto lipogénico de la insulina.

Obesidad yatrogénica. Es la que se debe a diversos tratamientos farmacológicos. Los neurolépticos y psicotropos, especialmente los que tienen un efecto bloqueante dopaminérgico, glucocorticoides, hidrazida, antiserotoninérgicos y estrógenos promueven, a través de distintos mecanismos, el aumento de peso.

Obesidad de causa neurológica. Tanto los procesos primariamente cerebrales, como las intervenciones quirúrgicas sobre el sistema nervioso central, son potenciales causantes de alteraciones en el centro de saciedad y del hambre, pudiendo favorecer en tal caso la obesidad por sobreingesta.

Obesidad causada por sobreingesta y por sedentarismo. Constituye el 99% de todos los casos de obesidad en los que se produce un desequilibrio de la ecuación de balance energético, que se desplaza hacia el ahorro calórico sin que puedan identificarse en muchos casos una causa subyacente. No es infrecuente que se asocien -de manera primaria o secundariamente- alteraciones psicopatológicas del tipo de ansiedad depresión, que dan lugar a alteraciones dentro del comportamiento alimentario.

Métodos de evaluación de la obesidad

El primer objetivo en la evaluación de la obesidad se concreta en la valoración de la magnitud de la misma. Como se ha comentado con anterioridad, el concepto de obesidad hace referencia a un excesivo acúmulo de tejido adiposo en el organismo.

Aunque en la mayoría de ocasiones sucede que el aumento de masa grasa se acompaña de aumento de peso, no siempre es así; por ejemplo, una persona con un peso normal puede presentar un excesivo acúmulo graso abdominal, que sólo se revele empleando técnicas de evaluación de composición corporal.

Por el contrario, algunos deportistas de elite presentan un excesivo peso con respecto a su talla, que se debe a un aumento de masa muscular (de mayor densidad que la masa grasa), y en virtud de este dato debiera calificarse de "obeso", cuando en realidad su masa grasa puede ser incluso inferior a la establecida como normal. Estos comentarios enfatizan la necesidad de medir la composición corporal, para realizar con precisión un diagnóstico de obesidad.

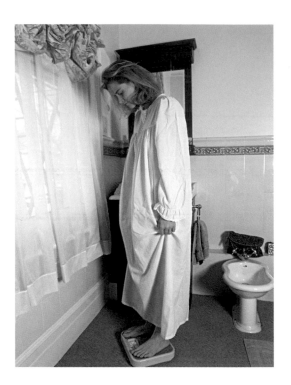

Relación peso/talla

Aunque los procedimientos para evaluar la composición corporal se encuentran cada vez más disponibles para la práctica clínica, el método internacionalmente admitido como sencillo y reproducible para confirmar o descartar la presencia de obesidad es el cálculo del índice de masa corporal. A pesar de que su interpretación no está libre de error, la realidad es que existe una buena correlación entre el índice de masa corporal y el porcentaje de grasa en estudios de colectivos de pacientes. Por otra parte, este parámetro es fácilmente estimable de forma evolutiva.

El método admitido como sencillo y reproducible para confirmar o descartar la presencia de obesidad es el cálculo del índice de masa corporal.

Los criterios según los cuales se considera el diagnóstico de normalidad, sobrepeso y obesidad de acuerdo al índice de masa corporal, figuran al comienzo del presente capítulo. No obstante, cuando se aplica un método de valoración de la composición corporal es evidente que un número significativo de pacientes con sobrepeso presentan un compartimento graso compatible con un diagnóstico de obesidad.

Además del cálculo del índice de masa corporal, que sirve por igual para ambos sexos y para cualquier rango de edad, existen tablas en las que figura la relación normal entre talla, peso, edad y sexo, lo que permite establecer la presencia de obesidad.

Las tablas más empleadas son las de la Metropolitan Life Insurance Company, que proporcionan una fórmula para el cálculo del peso teórico:

$$\textbf{P T} = (\text{Talla en cm} - 150) \times 0,75 + 50$$

Evaluación de la distribución regional de la grasa corporal

Como se ha comentado anteriormente, la cuantificación de la distribución del acúmulo graso preferencial es uno de los factores que determinan el riesgo vascular potencial de un paciente obeso.

En la práctica clínica esta característica se evalúa estimando el perímetro de la cintura o el cociente cintura/cadera.

La valoración del índice cintura/cadera y del perímetro de la cintura figura en la siguiente tabla.

	CINTURA/CADERA		PERÍMETRO DE LA CINTURA	
	Hombre	Mujer	Hombre	Mujer
ANDROIDE	> 1	> 0,9	> 102 cm	> 88 cm
GINECOIDE	< 1	< 0,9		

Técnicamente estas medidas deben tomarse con el paciente de pie, en espiración y en ayunas. El perímetro de la cintura se mide por encima de la cresta ilíaca. La de la cadera se toma por la parte más prominente de ambos trocánteres, es decir, la circunferencia más amplia.

La aplicación de técnicas de imagen, como la tomografía axial computerizada o la resonancia magnética abdominal, permiten cuantificar la cantidad de grasa visceral. Sin embargo, estos procedimientos -debido a su complejidad y precio- quedan reservados a la investigación clínica.

La valoración de los pliegues cutáneos se realiza mediante uso de lipocalibre. Habitualmente se miden el pliegue tricipital, subescapular y el ilíaco. Con estas medidas se pueden aplicar diferentes ecuaciones, que facilitan cuantiosa información indirecta sobre el compartimento graso y su distribución por el organismo.

La valoración de los pliegues cutáneos se realiza mediante uso de lipocalibre.

El inconveniente que tiene la medida de los pliegues cutáneos estriba en la deficiente reproductibilidad, dependiente de la metodología aplicada y de la experiencia del examinador.

Evaluación de la composición corporal

Existen varios métodos para conocer la composición corporal, un dato muy importante si deseamos saber la magnitud del compartimento graso y poder así definir si existe obesidad. Además de las técnicas antropométricas ya comentadas en el apartado anterior, existen una serie de procedimientos que son susceptibles de incorporarse a la práctica clínica.

Los **métodos indirectos** más utilizados basan su mecanismo en la estimación de la densidad corporal, de donde se puede deducir la masa grasa y la libre de grasa, teniendo en cuenta que la densidad de la primera es 0,9 kg/l y la de la segunda es de 1,1 kg/l. Se trata, por lo tanto, de un modelo del tipo bicompartimental. El procedimiento más exacto es la estimación del volumen de una persona sumergida en agua, lo que permite calcular la densidad corporal. Las características propias del procedimiento exigen disponer de una metodología que no se encuentra difundida ampliamente.

La **pletismografía de desplazamiento de aire**, que mide los cambios en presión y volumen que ocasiona el organismo en una cámara especialmente acondicionada al efecto (*véase* **Figura 5**), ofrece resultados que muestran la alta correlación con los obtenidos mediante inmersión. La facilidad para realizar la medición hace que su aplicación sea sencilla y, por lo tanto, facilita su empleo en la práctica clínica diaria. Mediante este procedimiento se consigue conocer el porcentaje de masa grasa y el de masa libre de grasa (incluye agua corporal) en 10-15 minutos. Es bien tolerado. Se considera que el porcentaje de grasa es elevado y, por lo tanto, compatible con la obesidad cuando es superior al 20% en hombres y del 30% en mujeres.

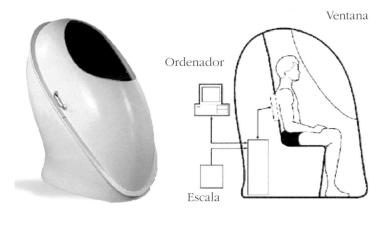

Figura 5. Sistema de pletismografía de desplazamiento de aire, para evaluación de la composición corporal.

La **valoración de la conductividad del organismo**, que está determinada por el contenido de agua y electrolitos, es la base de la impedancia bioeléctrica (*véase* **Figura 6**). Dependiendo de la frecuencia a la que se emplee, permite medir el agua corporal total o el agua extracelular. La aplicación de las fórmulas establecidas facilita calcular la masa grasa y

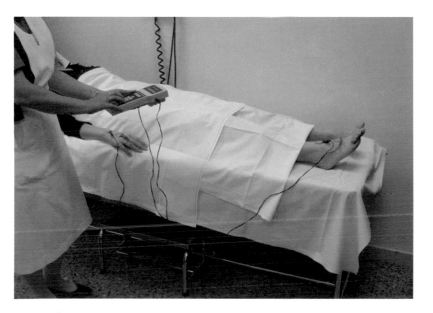

Figura 6. Impedancia bioeléctrica.

la libre de grasa. La puesta en práctica de la técnica es sencilla, colocando cuatro electrodos sobre la piel y, por lo tanto, aplicable a la práctica clínica. Las alteraciones en el grado de hidratación poseen un impacto significativo sobre los resultados, reduciendo su rendimiento en algunos pacientes.

La aplicación de las fórmulas establecidas facilita calcular la masa grasa y la libre de grasa.

Los trastornos en la distribución de agua del organismo como ocurre en la insuficiencia cardíaca, hepática o renal pueden ofrecer estimaciones erróneas de la composición corporal. Recientemente se han comercializado diferentes modelos de impedanciómetros, que facilitan su aplicación.

La **absorciometría dual** (DEXA) ofrece la posibilidad de estimar la composición corporal mediante un modelo tricompartimental, que proporciona información sobre la masa ósea, masa grasa y masa libre de grasa de tejidos blandos. Ocasiona una radiación escasa y ofrece resultados reproducibles. La valoración de la mineralización ósea en el mismo procedimiento, aporta la posibilidad de valorar simultáneamente la existencia de osteopenia u osteoporosis.

La **interactancia infrarroja** consiste en medir el reflejo de un haz de radiación cercana a la infrarroja, lo que es función de las características del tejido atravesado. Aunque es un procedimiento sencillo y repetible, su precisión es inferior a los métodos ya comentados.

La **valoración del agua corporal** total mediante la administración de deuterio o la estimación de la masa celular corporal, a través de la medida de potasio corporal son técnicas susceptibles de utilizarse conjuntamente con otros procedimientos para obtener un modelo multicompartimental, pero la complejidad de su realización restringe estos métodos a la investigación clínica.

En el campo de las **exploraciones radiológicas**, además de la tomografía axial computerizada y la resonancia magnética ya citadas anteriormente, la ecografía proporciona información acerca del tejido graso subcutáneo y muscular.

La estimación de la composición corporal en la obesidad es especialmente útil para valorar la eficacia del tratamiento

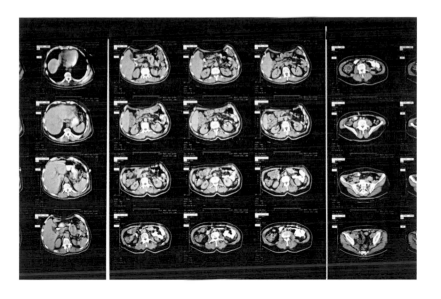

en la reducción selectiva de la magnitud del compartimento graso, información que no es posible deducir de la valoración del peso corporal.

Evaluación clínica y analítica de la obesidad

Los interrogantes más importantes que se plantean en un paciente obeso son acerca de la causa que generó el problema y las repercusiones que la obesidad está produciendo sobre el organismo.

Cuando el médico trata de averiguar las causas de la enfermedad, preguntará al paciente sobre los aspectos cronológicos y los fenómenos coincidentes con el inicio de la obesidad en un intento de buscar elementos desencadenantes. La historia nutricional, de actividad física y la yatrogenia acompañante son estratégicamente muy importantes. También lo es la respuesta a tratamientos anteriores y la identificación de situaciones que conduzcan al fracaso o a la recidiva.

En lo que respecta al rastreo de posibles complicaciones, las de tipo cardiovascular (cardiopatía isquémica, hipertensión arterial, arteriosclerosis) ocupan un lugar preferente. La búsqueda de síntomas sugestivos de síndrome de apnea del sueño, debe llevarse a cabo de forma sistemática, dada la elevada frecuencia de este problema especialmente en el grupo de obesos mórbidos. La posibilidad de que coexistan enfermedades metabólicas como diabetes mellitus, dislipemia e hiperuriccmia ha de ser escrupulosamente investigada.

Las alteraciones articulares, sobre todo en aquellas articulaciones que soportan peso como tobillos, rodillas, caderas y columna lumbar son muy frecuentes. Es conveniente también interrogar sobre la posible infertilidad o la asociación a cuadros de hiperandrogenismo (hirsutismo, alteraciones menstruales, acné, etcétera). Es importante valorar el posible impacto de la obesidad sobre la actividad cotidiana, la vida social y las perspectivas laborales, circunstancias que ocasionalmente aumentan el impacto patológico de la obesidad sobre la persona.

La exploración física debe rastrear posibles rasgos sugestivos de endocrinopatía (hipotiroidismo, síndrome de Cushing), acantosis nigricans, alteraciones de la función cardiopulmonar, de movilidad articular así como medir la tensión arterial, preferiblemente con un manguito grande que evite la obtención de cifras falsamente elevadas.

Las exploraciones complementarias podrán incluir una estimación de glucosa -o mejor, sobrecarga oral de glucosa-, perfil lipídico, funciones tiroidea, hepática y renal, así como una evaluación cardiológica a través -al menos- de una radiografía de tórax y electrocardiograma.

Eventualmente puede precisar de una evaluación psiquiátrica, si existe sospecha de alteración del comportamiento alimentario. En los casos en que exista sintomatología sugestiva (somnolencia diurna, ronquido), es posible plantearse la realización de un estudio polisomnográfico que sirve para valorar la calidad y tipo de sueño que tiene el obeso y descartar así la presencia de un síndrome de apnea del sueño. Las valoraciones de la composición corporal y del gasto calórico en reposo proporcionan datos de utilidad a la hora de programar un tratamiento específico y realizar una estimación evolutiva de su eficacia para reducir el excesivo compartimento graso.

Complicaciones
de la obesidad

Introducción

Las consecuencias que la obesidad produce sobre la salud
son muchas y variadas, de tal forma que los pacientes obesos ven incrementado el riesgo de sufrir una muerte prematura o de padecer enfermedades crónicas que disminuyan su
calidad de vida.

La obesidad no se presenta de la misma manera en las diferentes personas, y sus complicaciones tampoco son las mis-
mas en intensidad y en número. Por otro lado, no es posible
estudiar las manifestaciones clínicas de la obesidad de forma
separada, pues es evidente la interrelación existente entre
ellas; por ejemplo, el obeso tiende a padecer con más frecuencia enfermedades como la diabetes o sufrir un infarto de
miocardio, pero también a su vez el diabético -por el mero
hecho de padecer esta enfermedad- corre el riesgo de que sus
arterias coronarias se obstruyan y padecer un infarto.

Para que el lector se haga una idea de la magnitud que puede alcanzar la obesidad, daremos únicamente unos datos preliminares acerca de las complicaciones y el riesgo que conlleva el exceso de peso:

- Frente a los no obesos, se multiplica por tres el riesgo de sufrir diabetes, litiasis biliar, alteraciones lipídicas, insulinorresistencia y síndrome de apnea del sueño. Mientras que el riesgo de padecer enfermedades coronarias o artrosis es de 2 a 3 veces superior, también se incrementa de 1 a 2 veces el riesgo de aparición de ciertos tumores, anomalías hormonales y dolor de espalda.
- Poseer un exceso de grasa abdominal supone en la persona un factor predisponente de primer orden que puede provocar hipertensión arterial, diabetes, cáncer de mama, enfermedades coronarias y muerte prematura.
- Presentar obesidad severa entre los 25 y 35 años de edad aumenta unas 12 veces la mortalidad. Existe una relación lineal entre el IMC (Índice de Masa Corporal) y el riesgo de muerte.
- Muchas de las consultas médicas se deben a complicaciones producidas por la obesidad; aunque sus consecuencias no son fatales, disminuye enormemente la calidad de vida. Gran parte de estas complicaciones desaparecerían con un descenso moderado de peso.
- Las consecuencias más importantes del sobrepeso y de la obesidad sobre la salud son: la diabetes, enfermedad coronaria, hipertensión, litiasis biliar, ciertos tipos de cáncer y las alteraciones psicológicas.

A la luz de lo expuesto, podemos deducir que nos encontramos ante un problema sanitario de grandes dimensiones, en donde ganar unos kilos de más no es tan sólo un problema estético, sino que repercute directamente sobre la salud al disminuir la calidad de vida.

Complicaciones cardiovasculares

El exceso de grasa corporal va inexorablemente unido a un aumento en la prevalencia de factores de riesgo, que influyen en el padecimiento de una enfermedad cardiovascular. Siendo esta correlación más estrecha con el aumento progresivo del IMC, o si la obesidad es de tipo abdómino-visceral. La enfermedad cardiovascular es la mayor causa de morbi-mortalidad en el obeso severo.

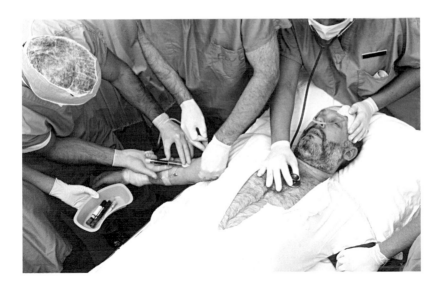

El exceso de peso repercute negativamente sobre el corazón. Debido a la abundancia de tejido adiposo se incrementa el metabolismo y las necesidades de oxígeno del organismo, aumentando en consecuencia el trabajo cardíaco. Para ello el corazón aumenta de tamaño (hipertrofia) y se dilata, de manera que expulsa más sangre con mayor fuerza. El cambio que se produce no es normal y llega un momento en el que el corazón no es capaz de mantener una función cardíaca adecuada, convirtiéndose en un "corazón insuficiente", lo que se manifiesta fundamentalmente por fatiga y sensación de falta de aire (disnea), es decir, nos encontramos ante una insuficiencia cardíaca. El corazón normal viene a pesar

> **El exceso de peso repercute negativamente sobre el corazón.**

300 gramos, mientras que el corazón del obeso llega hasta los 500 gramos, cambios para los que este músculo no está preparado.

Además, el obeso puede presentar alteraciones en la irrigación del corazón (insuficiencia coronaria), por el aumento de tamaño del mismo y la obstrucción de las arterias coronarias, favorecida -entre otras muchas causas- por los cambios en el metabolismo lipídico y la insulinorresistencia que veremos más adelante. Esta obstrucción también corre el riesgo de producirse a nivel de las arterias que irrigan el cerebro, favoreciendo la aparición de accidentes cerebrovasculares, lo que lleva consigo un déficit en la irrigación de ciertas partes de la masa cerebral y sus consiguientes complicaciones.

Como hemos comentado, el corazón del obeso es hipertrófico y está dilatado; esto hace que se produzca una desestructuración, que llega a afectar al tejido de conducción que lleva los impulsos necesarios para mantener un ritmo cardíaco elevado. Esta anomalía es la base que facilita la presencia de arritmias cardíacas. Las arritmias son una de las causas más importantes de muerte súbita.

Otra complicación cardiovascular que afecta a un gran número de personas obesas es la hipertensión arterial.

Otra de las complicaciones cardiovasculares que afectan a un gran número de obesos es la hipertensión arterial. En un estudio norteamericano se puso de manifiesto cómo la prevalencia de hipertensión arterial es 2,9 veces superior en los pacientes obesos. No todos los obesos tienen esta complicación con la misma intensidad, aunque la mayor parte de los pacientes con hipertensión arterial presentan sobrepeso. La relación es evidente, ya que la disminución de peso mejora las cifras tensionales en este tipo de personas. Son varias las causas que se postulan, aunque los mecanismos no son bien conocidos.

Complicaciones respiratorias

Todo el mundo se da cuenta perfectamente de que las personas obesas, cuando realizan actividades de intensidad moderada e incluso -a veces- estando en reposo, tienen una respiración entrecortada y dificultosa. A continuación, exponemos brevemente los cambios en la función pulmonar del paciente obeso.

En un principio el exceso de peso provoca que la caja torácica tenga reducida su distensibilidad, debido a un efecto puramente mecánico. Por lo tanto, los músculos encargados de la respiración y de mantener una ventilación pulmonar normal necesitan realizar un trabajo adicional. Si el paciente continúa ganando peso, para mantener los requerimientos necesarios (recordemos que el obeso tiene aumentado el catabolismo) se produce un incremento de la frecuencia respiratoria y el diafragma, normalmente un músculo accesorio, acelera su actividad.

Cuando los mecanismos compensatorios fallan se produce una *hipoxemia* (disminución de oxígeno en la sangre) y *alteraciones en la relación ventilación-perfusión* (zonas del pulmón que reciben sangre, no les llega el aire) al no mantener una ventilación pulmonar adecuada. Algunos pacientes obesos, además, en determinadas ocasiones, presentan el llamado *síndrome de hipoventilación alveolar*, que viene definido por una hipercapnia (retención de CO_2 producido por el organismo y que no se intercambia por oxígeno) y una disminución del estímulo ventilatorio originado por la hipoxemia. Este síndrome se manifiesta cuando el obeso con una capacidad respiratoria limitada sufre una sobrecarga, bien por una enfermedad pulmonar -como puede ser una neumonía- o por un incremento de sus necesidades de oxígeno.

Otra enfermedad respiratoria que con frecuencia se asocia a la obesidad es el síndrome de apnea del sueño.

Otra enfermedad respiratoria que con frecuencia se asocia a la obesidad es el *síndrome de apnea del sueño*. Se caracteriza por episodios de apnea (interrupción de la respiración), con cese intermitente del flujo de aire por la boca y la nariz, durante el sueño, por un tiempo de al menos 10 segundos. Cuando estos episodios se producen más de 10 veces a la hora, se habla de un auténtico síndrome de apnea del sueño.

La conjunción de factores como la obesidad y el cuello corto, que suelen presentar estos pacientes, produce la obstrucción del flujo aéreo. Las apneas provocan hipoxemia que, a su vez, hace que el paciente sufra "micro-despertares". Este "micro-despertar" es beneficioso, ya que induce el final de la apnea, pero se consigue un sueño fragmentado que no es reparador para la persona. Todo ello produce somnolencia diurna y ronquidos nocturnos; si la situación se agrava, el paciente presenta trastornos como irritabilidad, incapacidad de concentración y deterioro de la capacidad intelectual. En ocasiones, estos pacientes han llegado a sufrir accidentes de tráfico por dormirse mientras conducían.

Complicaciones metabólicas

Diabetes mellitus

La diabetes mellitus, o azucarada, es una alteración del metabolismo consistente en una elevación mantenida de las concentraciones de glucosa en sangre (hiperglucemia). En función de su origen, podemos clasificarla en dos tipos:

- **Diabetes tipo I** o **insulinodependiente**: se produce cuando la insulina, sustancia encargada de metabolizar la glucosa, no es fabricada por las células beta del páncreas, que son las que normalmente tienen que producirla.

- **Diabetes tipo II**: en este caso la insulina que se produce no lleva a cabo correctamente su acción, o es defectuosa.

La diabetes tipo I se presenta generalmente en personas jóvenes, y su tratamiento se basa en administrar la insulina necesaria y en controlar el aporte diario de glucosa. La diabetes tipo II es la más frecuente, aproximadamente el 85% de las diabetes son de esta clase, y de éstas el 90% aparecen en personas obesas. La incidencia de la diabetes aumenta exponencialmente con el aumento del IMC, observándose un mayor número de casos entre las personas obesas de tipo abdómino-visceral.

Como vemos, la prevalencia de la diabetes entre los obesos es muy alta. ¿A qué se debe este hecho? Normalmente la insulina producida por el páncreas actúa sobre las células del organismo ayudando a la metabolización de la glucosa e impidiendo que ésta se acumule. En los obesos se produce un fenómeno de insulinorresistencia, es decir, las células del organismo se hacen resistentes a la acción de la insulina, aunque ésta sea de características normales. El organismo reconoce esta insulinorresistencia incrementando la producción de insulina, hasta que el mecanismo compensatorio falla y las concentraciones de glucosa se elevan por encima de lo normal.

Alteraciones lipídicas

En el paciente obeso se produce una alteración en las lipoproteínas, defecto que es más frecuente en los que tienen un acúmulo de grasa predominantemente de tipo abdómino-visceral. Las lipoproteínas son las moléculas encargadas de transportar los lípidos insolubles en un medio acuoso como el plasma.

Las lipoproteínas son las moléculas encargadas de transportar los lípidos insolubles en un medio acuoso como el plasma.

Existe un transporte de grasa exógena, es decir, la que se aporta con la ingesta de alimentos, desde el intestino hasta el tejido adiposo, muscular e hígado a través de unas moléculas llamadas quilomicrones, que albergan en su interior triglicéridos y colesterol. Hay otro transporte de lípidos dentro del propio organismo, en el que participan tres tipos de lipoproteínas: por un lado tenemos las HDL, también denominadas vulgarmente "colesterol bueno", y por otro, las VLDL y las LDL, que también se conoce como "colesterol malo".

En los obesos se produce un descenso de las HDL, con un aumento de la concentración de VLDL y LDL en plasma, lo que provoca una alteración del metabolismo del colesterol y, en última instancia, favorece la formación de placas de ateroma. Éstas son unas placas duras que aparecen en las paredes arteriales y que incluso llegan a obstruir completamente su luz (uno de cuyos componentes más importantes es el colesterol), y la posible obstrucción de las arterias que irrigan territorios importantes como el corazón o el cerebro. En estos casos, ni el corazón ni el cerebro reciben el oxígeno que necesitan y sus tejidos mueren (infarto).

Manifestaciones articulares

Artrosis

La osteoartrosis es una enfermedad degenerativa que afecta a las articulaciones y que se caracteriza por el deterioro y posterior desgaste del cartílago articular con formación de hueso.

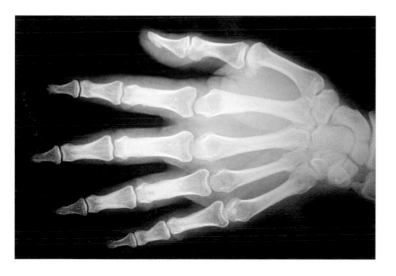

Los síntomas más llamativos son: el dolor, la inflamación articular y la impotencia funcional. Su prevalencia aumenta con la edad, con un ligero predominio en las mujeres sobre los hombres. Las articulaciones más afectadas son: rodillas, cadera, columna vertebral e interfalángicas distales. La artrosis se ha convertido en un problema de salud pública, ya que empeora la calidad de vida de muchas personas y, además, es la razón más importante para la colocación de prótesis de cadera y de rodilla.

Aunque todas las personas pueden padecer esta enfermedad, hay una serie de factores que incrementan el riesgo como son: sobrepeso, sexo femenino (sobre todo en las pacientes posmenopaúsicas) y aquellas profesiones que requieren estar mucho tiempo de pie.

La artrosis se ha convertido en un problema de salud pública, ya que empeora la calidad de vida de muchas personas.

En el caso que nos ocupa, hay multitud de estudios que avalan el incremento de la artrosis en pacientes obesos. Aunque los mecanismos últimos no se conocen, existen varias teorías. El exceso de peso crea una carga adicional sobre el cartílago articular, lo que favorece su desgaste y la posterior formación ósea.

La obesidad actúa indirectamente a través de cambios metabólicos: la hiperlipidemia, la intolerancia a la glucosa y el hiperestrogenismo afectan de manera negativa al hueso.

Componentes de la dieta del obeso, como el alto contenido en grasa, podrían tener efectos adversos sobre la médula ósea, cartílago y estructuras articulares.

Gota

La gota es una enfermedad de tipo metabólico, producida por el depósito de cristales de ácido úrico en el interior de las articulaciones. Los cristales se forman cuando se incrementan los valores de ácido úrico en sangre por encima de 7 mg/dl (hiperuricemia). No todas las personas con valores elevados de ácido úrico padecen gota. Las circunstancias que elevan la concentración de ácido úrico son: la obesidad, el aumento de la síntesis o la disminución de la eliminación.

La gota es una enfermedad de tipo metabólico, producida por el depósito de cristales de ácido úrico en el interior de las articulaciones.

Diversos estudios epidemiológicos relacionan el aumento de peso con la elevación de las concentraciones de ácido úrico; además, como sabemos, la obesidad es un factor común que relaciona la gota con enfermedades como la diabetes, la hipertensión o la arteriosclerosis. Las concentraciones de ácido úrico se correlacionan directamente con la cantidad de masa grasa, el consumo de alcohol y de carnes, e inversamente al consumo de productos lácteos y pan.

Es obvio que no todos los obesos presentan hiperuricemia, pero en un estudio epidemiológico se ha encontrado que entre las personas con un peso dentro de los límites normales la hiperuricemia fue del 3,4%, mientras que en los obesos ésta fue del 11,4%. La disminución de peso lleva consigo un descenso en las concentraciones de ácido úrico.

Alteraciones digestivas

Litiasis biliar

La formación de cálculos en la vesícula biliar (colelitiasis) es un problema de salud importante, que afecta al 12% de la población adulta y que se da con mayor frecuencia en el sexo femenino y en edades avanzadas. La obesidad aumenta el riesgo de colelitiasis en todos los grupos de edad, tanto en mujeres como en hombres. En comparación con las personas de peso normal, la colelitiasis es 3 ó 4 veces más frecuente. El riesgo es mayor en función del incremento del IMC, e incluso los pacientes con sobrepeso moderado también sufren con más frecuencia esta enfermedad.

Los cálculos en la vesícula afectan al 12% de la población adulta y con mayor frecuencia al sexo femenino y en edades avanzadas.

Existen dos tipos de cálculos: unos pigmentados, que se originan por una alteración del metabolismo de la bilirrubina, y otros, los más frecuentes, de colesterol, que se forman por una excreción excesiva de colesterol biliar. El aumento de la concentración de colesterol en bilis es favorecido por la obesidad, la reducción de la motilidad de la vesícula biliar y la elevación del índice de saturación biliar; todo ello unido da como resultado la formación de cálculos de colesterol. No conviene olvidar, por otro lado, el aumento generalizado de las concentraciones de colesterol en los obesos.

La vesícula es el reservorio de la bilis producida en el hígado. La bilis es un pigmento necesario para que diversos alimentos sean absorbidos por el intestino. El hecho de que se formen cálculos en la vesícula biliar hace que ésta pueda inflamarse o infectarse con más facilidad, lo cual no significa que todas las vesículas con cálculos tengan complicaciones, pero en el caso que nos ocupa la obesidad favorece la aparición de complicaciones en este tipo de vesículas. Estas concentraciones pueden ser graves y desencadenar una pancreatitis por proximidad o un íleo biliar (paralización del tránsito intestinal por la suelta de cálculos biliares).

Complicaciones dermatológicas

Las manifestaciones cutáneas son frecuentes en el paciente obeso, aunque la mayor parte de ellas no son específicas de la enfermedad, sino más bien consecuencia de las complicaciones asociadas a la obesidad.

Apéndices cutáneos

Son pequeñas tumoraciones benignas, blandas, pediculadas y de pequeño tamaño. Suelen aparecer -generalmente- en la zona del cuello o en los pliegues cutáneos. Normalmente se suelen asociar con la diabetes tipo II y la obesidad, en relación con el hiperinsulinismo.

Acantosis nigricans

Es una enfermedad muy frecuente en obesos: son pequeñas placas con proliferación de piel, exceso de queratina e hiperpigmentación. Habitualmente aparecen simétricas en cuello, axilas y pliegues cutáneos. También está relacionada con el hiperinsulinismo.

Estrías

Se forman por el depósito rápido de grasa en el tejido celular subcutáneo, lo que hace que se rompan las fibras elásticas y de colágeno. Aparecen simétricas en piernas, brazos y abdomen.

Hiperqueratosis plantar

Se produce en obesidades extremas, por presión y fricción excesivas sobre la planta del pie durante la marcha. La piel reacciona aumentando de grosor.

Modificaciones microbiológicas

El exceso de tejido adiposo provoca la superposición de superficies cutáneas, sobre todo en las zonas de pliegue, modificándose sus condiciones de temperatura y humedad. Estos cambios hacen posible que microorganismos como el *Staphylococcus* y el *Streptococcus* colonicen estas zonas y provoquen infecciones por lo general localizadas.

Alteraciones circulatorias

Debido a las alteraciones cardiovasculares se produce una insuficiencia venosa crónica, originando en un primer momento edema y dermatitis; incluso puede dar lugar a la aparición de úlceras en las zonas con flujo capilar defectuoso.

Obesidad y cáncer

En un estudio del que formaban parte 750.000 pacientes de ambos sexos, que fueron seguidos durante 12 años, se observó cómo aquéllos que padecían cualquier tipo de cáncer corrían un riesgo 1,55 veces superior de morir por dicha patología si eran mujeres y 1,33 superior si eran hombres.

Las mujeres obesas padecen con más frecuencia cáncer de ovario, endometrio, cérvix y de mama si son posmenopáusicas, mientras que en el hombre obeso aumenta la incidencia de cáncer de próstata. Estos tipos de cáncer son más frecuentes en pacientes con acumulación de grasa abdominal, y están directamente relacionados con los cambios hormonales que se producen en los obesos.

Otros cánceres con mayor incidencia en ambos sexos son los de colon y recto, así como los de vesícula biliar.

Complicaciones hormonales

La alteración más importante se produce en las hormonas encargadas de la reproducción y de la diferenciación sexual.

En la mujer el exceso de grasa favorece un aumento de las concentraciones de andrógenos y gonadotrofinas (hormonas encargadas del ciclo menstrual), lo que implica una masculinización y alteraciones menstruales que -en algunos casos- llevan a la falta de ovulación. En cambio en el

La alteración más importante se produce en las hormonas encargadas de la reproducción y de la diferenciación sexual.

hombre puede disminuir la testosterona, hormona encargada de la masculinización. Gran parte de estas alteraciones desaparecen con la reducción de peso.

Riesgo quirúrgico

Todo proceso quirúrgico lleva implícito un riesgo de presentar complicaciones, ya sea por la propia intervención o por la anestesia, y que se suele manifestar tanto durante como después de la intervención. En el paciente obeso el riesgo de padecer estas complicaciones está aumentado debido al incremento de masa corporal unido a una serie de alteraciones respiratorias, cardiológicas, metabólicas y otras que ya hemos visto que presenta.

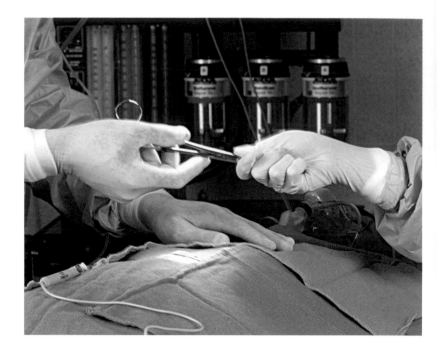

En el obeso, la intubación durante la anestesia es dificultosa a causa de su cuello generalmente estrecho y corto, la ventilación mecánica resulta más dificultosa como consecuencia del incremento en el grosor de la caja torácica y, mientras permanecen dormidos, el riesgo de aspirar contenido gástrico es mayor. La dosificación adecuada de los fármacos para conseguir anestesiar al paciente es más complicada, teniendo que utilizar en ocasiones dosis más elevadas. También el acceso a las arterias y venas es más complicado, debido al acúmulo de grasa.

Las complicaciones posquirúrgicas son más frecuentes, tales como:

- Infecciones de la herida quirúrgica.
- La dehiscencia de la sutura y alteraciones como necrosis, seromas o hematomas de la herida quirúrgica.
- Riesgo de padecer trombosis venosa y de tromboembolismo pulmonar.
- Complicaciones respiratorias, con alteración de la ventilación en ciertas zonas del pulmón, así como la posible aparición de neumonías.

En la mayoría de los casos, la intervención quirúrgica pone de manifiesto una patología existente, ya que al paciente se le somete a una situación de estrés.

Obesidad y embarazo

Es importante tener en cuenta que la obesidad durante el embarazo puede acarrear consecuencias no deseadas, tanto en el feto como en la madre. Por ello, es importante conocer las complicaciones más relevantes.

Se calcula que el requerimiento extra que necesita la embarazada es de 300 calorías/día. La ganancia de peso normal se sitúa entre 10,7 y 15,2 kg; de este peso de 3 a 6 kg corresponden a tejido graso, cuya función es la de mantener una lactancia adecuada después del parto.

La obesidad durante el embarazo puede acarrear consecuencias no deseadas, tanto en el feto como en la madre.

Se recomienda que la embarazada gane de 0,5 a 1 kg en el primer trimestre, y 5 kg en cada uno de los trimestres restantes. Las necesidades nutricionales del feto son mayores en el último trimestre.

Tanto un aumento de peso excesivo durante la gestación, más aun en la mujer obesa, como la no ganancia de peso adecuada suelen acarrear alteraciones en el transcurso de la gestación y del parto.

Muchas pacientes obesas, antes de quedarse embarazadas, cambian sus hábitos dietéticos para disminuir de peso y evitar así posibles complicaciones. Puede ser que la gestación se concrete antes de lo previsto, por lo cual la paciente ha de replantear su dieta y volver de nuevo a un régimen alimenticio normal, ya que el feto necesita un aporte continuo de glucosa y aminoácidos, que no se produce si continúa con su dieta.

La falta de alimentación se traduce en una falta de nutrientes para el feto, que pueden llegar incluso a producir daños irreversibles en el recién nacido. Las dietas para reducir peso están contraindicadas en la mujer obesa embarazada.

En la mujer obesa embarazada suelen producirse frecuentemente los siguientes problemas:

- Dificultad para diagnosticar el embarazo. La paciente obesa por lo general sufre alteraciones menstruales, con lo cual se dificulta el conocimiento del inicio de la gestación. Muchas de ellas, tras reducir el peso, consiguen regularizar sus menstruaciones.
- La masa grasa dificulta la realización de técnicas ecográficas, que impide ver la progresión del feto y así detectar posibles anomalías. En ocasiones hay que recurrir a técnicas por vía vaginal, que son siempre más invasivas y molestas para la embarazada.

- La embarazada tiene una cierta propensión a sufrir infecciones, si a esto le unimos el aumento de varices en la mujer obesa, obtendremos como resultado el incremento en la aparición de flebitis (infección de venas periféricas) durante el embarazo y el posparto.
- Los dolores de espalda son frecuentes por causa del sobrepeso lo que, unido al exceso de masa grasa, da lugar a que las lumbalgias sean todavía más frecuentes y de mayor intensidad.
- La diabetes es una enfermedad que puede aparecer durante el embarazo. En la obesa el riesgo de diabetes gestacional, o al comienzo del embarazo, es 4 ó 5 veces mayor que en la embarazada no obesa. Los hijos de madres diabéticas tienen más riesgos de sufrir alteraciones respiratorias, macrosomía (tamaño anormal), traumatismos durante el parto, hipoglucemia e ictericia neonatal.
- Las obesas, en general, pierden más sangre durante el parto, por lo que se recuperan más tarde y sufren con mayor frecuencia infecciones y dehiscencia de las heridas quirúrgicas.
- En la obesa son más frecuentes los partos prolongados, y aumentan los problemas por la desproporción entre el tamaño del feto y el canal del parto, con el riesgo de asfixia y mortalidad perinatal. Para evitar estas complicaciones, el número de cesáreas aumenta entre las embarazadas obesas y, con ello, el tiempo de hospitalización.

Aspectos generales del tratamiento de la obesidad. Indicaciones y objetivos. Medidas preventivas

Las múltiples causas que producen la obesidad, obligan a abordar su tratamiento desde una perspectiva multidisciplinar. La contribución de elementos nutricionales, ambientales, psicológicos, sociales y hormonales hace necesario considerar a la obesidad como algo más que un desequilibrio del compartimento graso del organismo. Por lo tanto, es imprescindible poner en práctica una visión integradora de los diferentes tratamientos, que se orientan hacia una solución del problema desde distintos puntos de vista; por ejemplo, la indicación de un tratamiento basado exclusivamente en un plan de alimentación rígido y el aumento de actividad física según un programa fijo, está muy probablemente abocado al fracaso. La aplicación de este principio conduce a la necesidad de que diversos especialistas participen en el tratamiento de la obesidad de una forma coordinada. La necesidad de un psicólogo -experto en alteraciones del comportamiento alimentario- puede incrementar enormemente las posibilidades de éxito, pues es bien sabido que en un porcentaje elevado de casos el desequilibrio del balance energético se deriva de conflictos psicológicos que se ven asociados a episodios de aumento compulsivo del consumo de alimentos, que no podrán evitarse si no se actúa sobre la causa que los origina.

Por otra parte, es muy importante conocer bien cuándo aplicar los diferentes tratamientos disponibles hoy en día, especialmente en lo que respecta al tratamiento farmacológico y al abordaje quirúrgico mediante las distintas técnicas de cirugía antiobesidad.

La obesidad es una enfermedad crónica que constituye en sí misma un factor de riesgo vascular.

En cualquier caso, debe desterrarse la idea según la cual el tratamiento de la obesidad consiste en un período limitado en el que se consigue una reducción de peso determinada. La obesidad es una enfermedad crónica que constituye en sí misma un factor de riesgo vascular y que requiere de tratamiento crónico, que afecta a las fases en las que el paciente presenta sobrepeso así como aquéllas otras en las que los esfuerzos se dirigen hacia el mantenimiento de la condición clínica alcanzada. Es, pues, conveniente aprovechar las enseñanzas a que dan lugar el manejo de otras enfermedades crónicas, como la diabetes mellitus o la hipertensión arterial para diseñar una estrategia eficaz en el tratamiento de la obesidad.

Objetivos del tratamiento

Uno de los aspectos esenciales que es preciso comentar es el que se refiere a los objetivos establecidos. La **figura 7** muestra los distintos criterios de éxito en el tratamiento de la obesidad. Como puede deducirse de estos datos, la eliminación completa del exceso de peso no es un objetivo imprescindible. De hecho, reducciones del 10% se acompañan de una mejoría muy significativa de alguna de las complicaciones más trascendentes de la obesidad, como son la hipertensión arterial, diabetes mellitus y dislipemia. Esta tabla también hace referencia a la evolución de la composición corporal, lo que pone en evidencia la necesidad de realizar mediciones evolutivas de estos parámetros.

Uno de los criterios más importantes en los que se fundamentan los distintos grados de éxito, es el mantenimiento del peso perdido. No es, por lo tanto, satisfactorio alcanzar una reducción ponderal significativa en un corto espacio de tiempo, que se recupera con rapidez. En la gran mayoría de ocasiones esta evolución es indicativa de que la pérdida de peso ha tenido lugar a expensas de agua y masa magra, lo que asegura una recuperación rápida que conduce a cifras ponderales superiores a las iniciales, en lo que se ha convenido en llamar "efecto yoyó". Por lo tanto, exceptuando aquellas situaciones que demandan una reducción ponderal aguda motivada por complicaciones severas, el tratamiento debe orientarse hacia

Uno de los criterios más importantes en los que se fundamentan los distintos grados de éxito, es el mantenimiento del peso perdido.

CRITERIOS DE ÉXITO			
CRITERIO	**Mínimo**	**Intermedio**	**Completo**
Reducción de masa corporal			
Peso			
Exceso de peso	10%	50%	> 80%
IMC	- 2	R 25-27	R 20 - 24,9
Reducción de grasa corporal	< 50%	> 50%	h 18 ± 5% m 27 ± 5%
Mantenimiento (meses)	> 6	> 24	> 60
Mejoría de complicaciones			
Intolerancia a CHO	< 50%	> 50%	SOG Ø
Hipertensión arterial	< 50%	> 50%	< 140/90
Apnea del sueño	< 50%	> 50%	No
Hiperlipemia	< 50%	> 50%	Lípidos Ø

R = rango Ø = normal
h = hombres CHO = carbohidratos
m = mujeres IMC = Índice de Masa Corporal

Figura 7

la consecución de una reducción ponderal progresiva y de intensidad discreta, que se produzca a costa de la masa grasa, que es el elemento causante de la mayoría de las complicaciones inherentes a la obesidad.

Dado el carácter crónico de estas medidas, es necesario establecer o negociar previamente con el paciente las características del tratamiento.

Dependiendo de las características del paciente, los objetivos se modifican con el fin de adaptarlos a sus circunstancias y evitar fracasos anunciados que deben sustituirse por éxitos de menor cuantía, pero de mayor consistencia en el tiempo. Por lo tanto, los objetivos deben pactarse previamente entre médico y paciente, pues este último debe asumir un protagonismo completo en el tratamiento de su obesidad.

Dado el carácter crónico de estas medidas, es necesario establecer o negociar previamente con el paciente las características del tratamiento. Es imprescindible conocer sus hábitos, circunstancias laborales y personales, así como tratar de identificar aquellos elementos que dificultan el seguimiento de las medidas terapéuticas que se le van a proponer.

Aquellas personas que, por motivos insoslayables, deban comer con frecuencia fuera de casa, o los que en principio carecen de tiempo suficiente para dedicarlo a la práctica de alguna actividad física, deben ser objeto de una atención especial para que sea posible diseñar un programa terapéutico que se cumpla aceptablemente. La educación nutricional se presenta como un instrumento esencial, para conseguir una adherencia adecuada del paciente a un tratamiento que debe formar parte de su modo de vida.

Plan de alimentación hipocalórico

Una vez que se conocen cuáles han sido las causas de la obesidad y las complicaciones que está ocasionando y se han establecido los objetivos propuestos, es necesario sentar las bases del tratamiento. Si no existe una situación de emergencia derivada de problemas cardiovasculares, respiratorios o articulares, el planteamiento inicial se basa en indicar un plan de alimentación moderadamente hipocalórico, combinado con un aumento de la actividad física que permita obtener balances calóricos negativos.

Es muy conveniente conocer, aunque sea de forma aproximada, el gasto calórico del paciente en cuestión, pues en la gran mayoría de casos el objetivo se centra en conseguir balances negativos diarios de 500 a 1.000 kilocalorías. La combinación de este dato con la actividad física que desarrolla cada persona, va a permitir individualizar el contenido calórico de la dieta recomendable. Otras circunstancias, como la coexistencia de diabetes mellitus, dislipemia, hiperuricemia, es decir, aumento del ácido úrico o hipertensión arterial, van a condicionar ls características específicas de cada persona que han de incorporarse a su alimentación.

Es muy conveniente conocer, aunque sea de forma aproximada, el gasto calórico del paciente.

El plan nutricional debe explicarse al paciente, proporcionando alternativas eficaces a situaciones concretas y evitando que las normas dietéticas se transformen en un código rígido y obligatorio.

Cuando la situación lo requiere, suele ser necesario emplear dietas de muy bajo contenido calórico (VLCD), que hacen necesario mantener una estrecha vigilancia de la evolución clínica y de las posibles complicaciones que suelen acarrear. Con frecuencia se indican en régimen de ingreso hospitalario, debido al impacto de las complicaciones que motivan su uso, aunque es posible administrarlas ambulatoriamente según los casos. También es necesario conocer si existe contraindicación previa alguna para su instauración (*véase* capítulo siguiente).

Las dietas hídricas se encuentran proscritas, pues no consiguen mejores resultados en términos de reducción ponderal que las VLCD, y la pérdida de masa magra es muy superior a la que se observa con la aplicación de estas últimas.

Las dietas heterodoxas (*véase* capítulo siguiente) no son convenientes debido a que su contenido en nutrientes está desequilibrado, lo que ocasiona reducciones ponderales significativas asociadas al desarrollo de efectos secundarios derivados de alteraciones hidroelectrolíticas, metabólicas y de la composición corporal. Debe te-

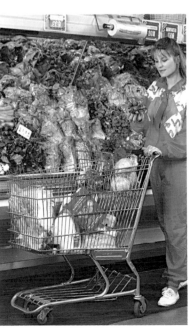

nerse en cuenta que el tratamiento de la obesidad ha de orientarse hacia la obtención de un estado de salud superior al previo en la aplicación del plan terapéutico.

Actividad física

La realización de ejercicio físico de manera habitual es muy conveniente, ya que posee un efecto termogénico que favorece la reducción ponderal, evita la recuperación del peso perdido (manteniendo la masa grasa) y, además, mejora otros factores de riesgo vascular como es la diabetes mellitus o la hiperlipemia.

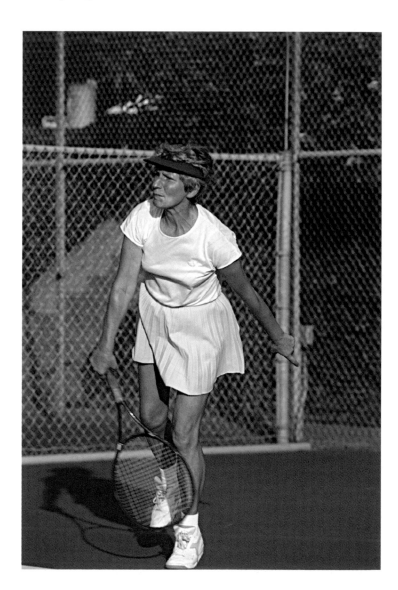

Es fundamental que la actividad física se programe según un plan de intensidad progresiva y se individualice de acuerdo a las características personales. Tanto la edad como la existencia de enfermedades concomitantes, son elementos determinantes del plan de actividad física. Asimismo, debe adaptarse a las circunstancias de cada persona, de modo que su aplicación se inserte en su esquema de vida sin distorsionar en exceso sus costumbres habituales, con objeto de garantizar la realización habitual de ejercicio.

Psicoterapia

La contribución de la psicología al diagnóstico etiológico de la obesidad y al apoyo que muchos pacientes obesos necesitan para mantener su plan terapéutico crónicamente, es fundamental.

En muchos aspectos se entrelaza con la educación nutricional, que todos los obesos deben recibir. Las técnicas de modificación de la conducta alimentaria son imprescindibles, para evitar que la imposición constante de un modo de vida diferente al habitual conduzca el programa de tratamiento al fracaso.

Tratamiento farmacológico

Hoy en día, en nuestro país existen únicamente dos preparados comercializados para el tratamiento de la obesidad. Uno de ellos actúa a nivel intestinal, reduciendo la absorción de grasa de la dieta; el otro, inhibe el apetito a la vez que estimula el gasto energético.

Las medidas farmacológicas deben aplicarse selectivamente cuando hay indicación para ello, y en ningún caso serán sustitutivas del plan alimentario o de la práctica de ejercicio físico. En realidad, son recursos que ayudan a cumplimentar mejor la base del tratamiento, que sigue siendo la alimentación hipocalórica y el ejercicio físico.

Tratamiento quirúrgico

La aplicación de cirugía antiobesidad está indicada para grupos muy concretos de pacientes obesos, que se caracterizan por poseer largo tiempo de evolución, índices de masa corporal muy elevados, complicaciones graves y fracasos repetidos al tratamiento convencional.

Adicionalmente no debe existir contraindicación alguna (*véase* capítulo correspondiente). Salvo cuando se emplean las técnicas más malabsortivas, los pacientes deben mante-

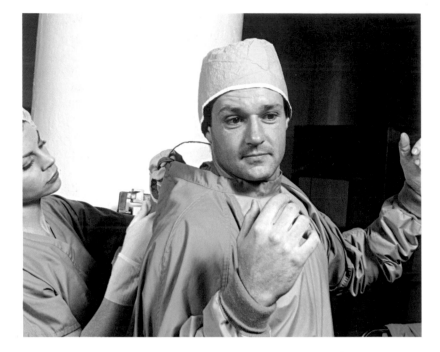

ner un plan de alimentación hipocalórico así como la realización habitual de ejercicio, de modo que la cirugía no sustituya a ninguna de estas dos medidas. Únicamente facilita el seguimiento del plan dietético.

Existen distintas técnicas, de carácter restrictivo, que favorecen la saciedad; malabsortivas, que reducen la absorción de nutrientes en el tubo digestivo, y mixtas, que poseen componentes restrictivos y malabsortivos. La mayoría de las técnicas de cirugía antiobesidad pueden realizarse mediante laparoscopia, es decir, sin necesidad de abrir el abdomen de la persona enferma, con lo que se minimizan las complicaciones y se acorta la estancia hospitalaria posquirúrgica.

La eficacia que se obtiene con técnicas mixtas o malabsortivas es muy alta, mientras que los procedimientos restrictivos, como la gastroplastia vertical o la banda ajustable, deben indicarse en casos muy concretos dependiendo de sus características antropométricas y de sus hábitos alimentarios (*véase* el capítulo correspondiente). En general, la evolución de las complicaciones asociadas a la obesidad es muy satisfactoria. La aplicación de una dieta de bajo contenido calórico, con antelación a la cirugía, suele reducir notablemente los riesgos quirúrgicos.

Las modificaciones anatómicas que las distintas técnicas quirúrgicas producen en el tubo digestivo, hacen necesario adoptar medidas particulares en el diseño de la dieta aconsejable. En estos casos, la educación nutricional es especialmente útil.

Estos procedimientos no se encuentran exentos de efectos secundarios, entre los que destacan las alteraciones gastrointestinales y los síndromes malabsortivos. Precisamente para prevenir estos problemas, es preciso administrar polivitamínicos crónicamente.

La aplicación de cirugía bariátrica o antiobesidad requiere la realización de revisiones periódicas de por vida.

Cuando la reducción ponderal obtenida es importante, quizá sea necesario realizar una intervención quirúrgica reconstructora para eliminar la piel sobrante. Este procedimiento debe contemplarse después de que la pérdida de peso se haya mantenido durante un período de tiempo superior a un año.

Necesidad de un plan de tratamiento integrado

Los recursos terapéuticos disponibles para tratar la obesidad, van incrementándose progresivamente. Sin embargo, es necesario mantener el abordaje multidisciplinar ya comentado que posibilite alcanzar la máxima eficacia terapéutica (*véase* **Figura 8**).

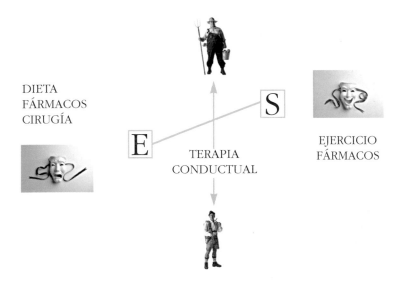

DIETA
FÁRMACOS
CIRUGÍA

S

E

TERAPIA
CONDUCTUAL

EJERCICIO
FÁRMACOS

Figura 8. La coordinación entre recursos terapéuticos, inhibidores de las entradas y estimuladores de las salidas de energía, es fundamental para alcanzar el éxito terapéutico.

La colaboración entre endocrinólogos, dietistas, psicólogos, cirujanos, cardiólogos y anestesistas es esencial para obtener la máxima calidad terapéutica. La alarmante incidencia de la obesidad a nivel mundial, y sus connotaciones sanitarias y económicas, hace necesaria la creación de unidades dedicadas al tratamiento de la obesidad que permitan la interacción de diferentes especialistas dentro del marco de un abordaje terapéutico multidisciplinar.

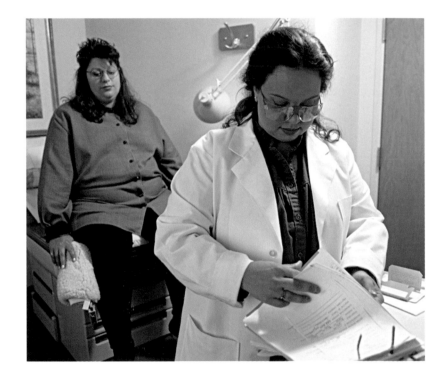

Tratamiento dietético
de la obesidad

Hoy en día no existen dudas respecto a los efectos que la obesidad ejerce sobre las tasas de morbilidad y mortalidad, es decir, de la producción de enfermedades y muertes, favoreciendo la aparición de factores de riesgo vascular como son la hipertensión arterial, hiperlipemia, intolerancia hidrocarbonada, así como de otros trastornos tales como la colelitiasis o determinados tipos de tumores malignos.

La mayor frecuencia de patología respiratoria de tipo restrictivo, poliartrosis y disfunciones psicológicas completan las complicaciones que se derivan de la obesidad, otorgándole un lugar destacado en la escala de enfermedades con impacto significativo sobre la salud pública. La creciente prevalencia de la obesidad incrementa aun más la necesidad de establecer planes de acción encaminados a su prevención y tratamiento.

Entendiendo la obesidad como un acúmulo excesivo de energía en forma de grasa, es inevitable hacer referencia a la ecuación de balance energético para tratar de explicar su etiología. Así, el mantenimiento del peso corporal depende del equilibrio entre la entrada calórica, representada por la ingesta alimenticia, y el gasto energético, que se desglosa en el metabolismo basal, la termogénesis y el efecto térmico de la actividad física. El desequilibrio a favor de la ingesta o en detrimento del gasto, conduce al balance energético positivo. Tanto factores genéticos como ambientales, ya biológicos o socioculturales, operando a través de mecanismos metabólicos y hormonales, son los moduladores de dicha ecuación. A pesar de que en esta secuencia de sucesos existen aún numerosos eslabones sin esclarecer, parece razonable concluir que el tratamiento de la obesidad consiste en conseguir un nuevo desequilibrio de la ecuación de balance en sentido inverso, es decir, a favor del gasto energético.

El seguimiento de una dieta hipocalórica equilibrada se presenta como el elemento más decisivo en el tratamiento de la obesidad.

El seguimiento de una dieta hipocalórica equilibrada se presenta como el elemento más decisivo en el tratamiento

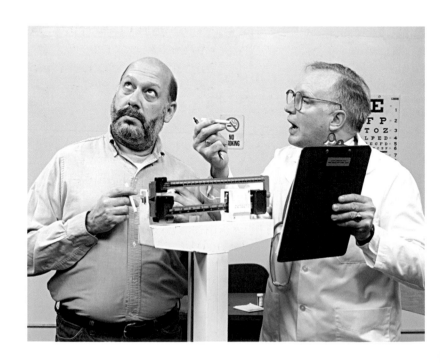

de la obesidad, dado que su aplicación genera por sí misma una deficiencia energética superior a la derivada de la manipulación del gasto energético. Tanto la realización de ejercicio físico, poseedor de un potencial efecto termogénico, como la estimulación de la propia termogénesis, constituyen maniobras eficaces desde el punto de vista teórico, pero que difícilmente hacen posible lograr un balance calórico negativo como el atribuible a la restricción dietética. Sin embargo, los distintos mecanismos de acción de estos dos tipos de medidas son la base de su efecto complementario cuando se aplican conjuntamente en el tratamiento del paciente obeso.

Dado que el metabolismo basal se presenta como el constituyente más importante del gasto calórico, y que depende de la cantidad existente de masa magra, la preservación de la misma aparece como un requisito interesante para facilitar el balance calórico negativo. Asumiendo que en muchos casos la modificación del comportamiento alimentario se hace imprescindible para obtener un éxito a largo plazo, la terapéutica conductual constituye un elemento terapéutico básico necesario para mantener una ingesta calórica inicialmente restringida y, posteriormente, adecuada al consumo de cada persona. Este eslabón terapéutico cobra especial interés en el mantenimiento del peso perdido.

La necesidad de tratar la obesidad se deriva del impacto que ejerce sobre las tasas de morbi-mortalidad. Es, por lo tanto, razonable que las condiciones de cada persona obesa sean fundamentales para instaurar el tratamiento en cada caso. La intensidad del trastorno, estimado mediante la valoración del índice de masa corporal, permite clasificar el trastorno en sobrepeso

La necesidad de tratar la obesidad se deriva del impacto que ejerce sobre las tasas de morbi-mortalidad.

(IMC 25 - 30 kg/m²), obesidad moderada (IMC 30 - 40 kg/m²) y obesidad mórbida (IMC > 40 kg/m²), estadios que cursan con índices de riesgo diferentes, por lo que precisan de tratamientos distintos. Además del exceso de peso, la distribución regional de la grasa corporal constituye por sí misma un elemento predictivo del desarrollo de la enfermedad. Dentro de los mismos percentiles de IMC, el predominio del depósito graso abdominal medido por la valoración de pliegues cutáneos, o por el índice cintura/cadera, se acompaña de tasas elevadas de morbilidad cardiovascular y metabólica principalmente, lo que obliga a tener en cuenta este parámetro a la hora de estimar el riesgo del paciente obeso. La constatación de complicaciones asociadas de tipo cardiovascular, respiratorio, articular o metabólico hace preciso adoptar una actitud terapéutica más enérgica o específica. Del mismo modo, otros factores como el embarazo, lactancia o crecimiento, así como la existencia de patologías concomitantes de tipo sistémico (psicopatía, neoplasias...), obliga igualmente a individualizar el tratamiento.

Generalidades de la restricción calórica

La experiencia clínica acumulada a lo largo de los años ha llevado a la conclusión de que la obesidad es un problema de difícil solución. En opinión de Stunkard: "La mayoría de obesos no aceptarán un tratamiento para su obesidad. De los que inician un plan terapéutico la mayoría no perderá peso, y entre los que lo consigan la mayoría lo recuperará". Aunque la mayor parte de los médicos dedicados a tratar la obesidad suscriben estos comentarios, es necesario replantear los objetivos terapéuticos con un criterio más realista y funcional que el derivado de la propia pérdida de peso.

La experiencia clínica acumulada ha llevado a la conclusión de que la obesidad es un problema de difícil solución.

Aun cuando la reducción de la masa grasa es esencial, todavía es más importante la disminución o erradicación de las complicaciones asociadas a la obesidad sobre las que descansa -en gran medida- la capacidad patológica de la obesidad. Así pues, obtener una reducción de peso suficiente como para normalizar las cifras de tensión arterial, la tolerancia hidrocarbonada o el perfil lipídico (colesterol) de un obeso constituyen un importante grado de éxito, aunque, como ocurre con frecuencia, no se acompañe de la normalización del peso o del IMC. Por otra parte, valorar la eficacia de un programa terapéutico mediante la reducción ponderal conseguida a corto plazo, parece poco útil, pues es bien sabido que un escaso porcentaje de pacientes mantendrá la pérdida de peso cinco años más tarde. En consecuencia, es imprescindible introducir el factor del mantenimiento del peso perdido como parámetro indispensable para calificar el éxito. Se trata de buscar una situación que no comprometa la calidad y expectativas de vida de la persona, lo que puede no coincidir necesariamente con su peso ideal.

En otras palabras, parece más interesante ser menos ambicioso en lo referente al objetivo ponderal y prestar más atención a las repercusiones funcionales derivadas del peso per-

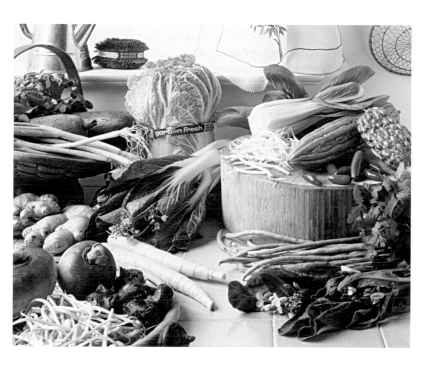

dido y a su mantenimiento a largo plazo. Con arreglo a estos criterios, el mantenimiento del peso inicial, la aceptación del plan terapéutico o la reducción parcial de los factores de riesgo vascular deben considerarse como éxitos parciales. Asimismo, reducciones del exceso de peso del 10%, que suelen dar la impresión de ser solamente pequeños grados de éxito, son más importantes de lo que parecen y tienen un significativo impacto funcional, pues con frecuencia reducen en un 50% o más la intensidad de la **Las dietas hipocalóricas** hipertensión arterial, intoleran- **deben cumplir una serie** cia hidrocarbonada o el número **de requisitos generales.** de episodios de apnea del sueño. Independientemente de la reducción ponderal o la mejoría funcional, no debe considerarse como exitosa cualquier variación producida en estos parámetros que no perdure por más de seis meses.

Las dietas hipocalóricas deben cumplir una serie de requisitos generales, como son los de proporcionar un balance calórico de seguridad, estar constituidas por un balance equilibrado de los principios inmediatos, agua, vitaminas y minerales, ser económicamente asumibles y cumplir las directrices alimentarias de las enfermedades habitualmente asociadas a la obesidad.

Dado que el gasto energético de cada persona muestra características individuales dependientes de su metabolismo basal, termogénesis y actividad física, es evidente que para conseguir un determinado balance calórico negativo las medidas dietéticas deben plantearse de forma individual. El conocimiento aproximado del consumo calórico es, por lo tanto, muy útil para conocer cuál es el aporte calórico que se debe indicar. Además de las técnicas instrumentales que permiten investigar la composición corporal, el metabolismo basal o la termogénesis inducida por alimentos, existen diversas fórmulas y tablas indicativas del metabolismo basal, así como del gasto que ocasionan los diferentes tipos de actividad física.

Dieta hipocalórica equilibrada

A grandes rasgos, pueden considerarse dos intensidades de restricción dietética: moderada y severa. La restricción moderada tiene como objetivo obtener un balance negativo de -500 a -1.000 kilocalorías diarias, para lo que se deben administrar del orden de 10 a 12 kcal/kg de peso.

La restricción severa consiste en un aporte calórico de 6 a 10 cal/kg, para conseguir una reducción ponderal inicial de 1,5 a 2 kg/semana por término medio, lo que hace necesario mantener una estrecha vigilancia médica.

A grandes rasgos, pueden considerarse dos intensidades de restricción dietética: moderada y severa.

El contenido de principios inmediatos tiene gran importancia. El aporte de carbohidratos inferior a 100 g diarios reduce la secreción de insulina, lo que estimula la degradación de las grasas que favorecen la aparición de acetona. La acetona promueve la eliminación de sodio y agua en la orina, favoreciendo la deshidratación. Por otra parte, en esta situación la energía también se obtiene a través de la destrucción de proteínas, lo que contribuye a reducir la masa magra de los tejidos muscular y óseo, que es la metabólicamente activa. Así pues, las dietas hipocalóricas razonables deben contener un mínimo de 100 g de hidratos de carbono para evitar la deshidratación, la pérdida de sodio y garantizar el ahorro de masa magra.

La cantidad de proteínas de la dieta debe alcanzar entre 1,2 y 1,5 g/kg de peso ideal/día, con objeto de proporcionar suficiente sustitución de la pérdida de masa magra que, indefectiblemente, acompaña a la reducción ponderal. De este

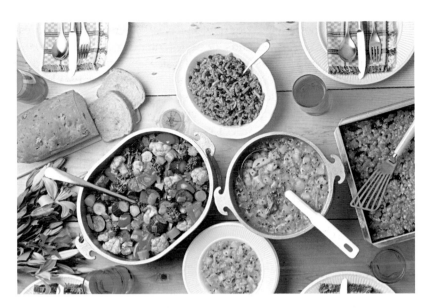

modo pueden evitarse algunos efectos secundarios, especialmente en la restricción severa.

Si consideramos que tanto carbohidratos como proteínas deben cumplir un aporte mínimo, es en las grasas donde hay que reducir sensiblemente el aporte calórico. Su mayor densidad energética (9 kcal/g) y menor efecto saciante, comparadas con los carbohidratos (4 kcal/g), hace a los alimentos de alto contenido graso especialmente interesantes para basar en ellos la privación calórica. De hecho, existe una buena relación entre densidad energética de los alimentos y su contenido en grasa.

Parece razonable polarizar la dieta hacia alimentos que -con gran volumen- incorporan escasa energía, como son los carbohidratos complejos, evitando los que tienen gran densidad energética, como son los ricos en grasas. Así pues, el aporte de grasas debe significar como máximo el 30% del total del contenido calórico. Es especialmente interesante que la proporción de grasas saturadas sea inferior al 10 % del total de calorías, para prevenir los fenómenos de dislipemia y arteriosclerosis. Las evidencias epidemiológicas y experimentales que relacionan la ingesta de grasa con el desarrollo de obesidad, han planteado la posibilidad de basar el tratamiento del sobrepeso en la restricción de alimentos ricos en grasa, más que en la propia reducción calórica global. Así, el consejo dietético basado en la restricción grasa a 20 g diarios, ofrece mejores resultados en cuanto a palatabilidad, adaptación y predicción del resultado ponderal que la aplicación de una dieta de 1.000 a 1.200 calorías diarias. Sin embargo, la recuperación ponderal fue similar en ambos grupos tras doce meses, a pesar de mantener una intervención terapéutica continuada, por lo que son necesarios más estudios para obtener conclusiones definitivas al respecto.

El aporte de agua debe ser de 1 ml/kcal -como mínimo- en dietas hipocalóricas moderadas, mientras que en la restricción calórica severa ha de garantizarse al menos 3 litros diarios de ingesta de agua. Es conveniente que el contenido en fibra alcance los 20 ó 30 g diarios, lo que favorece la evolución de las alteraciones del metabolismo hidrocarbonado y lipídico, así como el mantenimiento del ritmo intestinal.

Los resultados descritos con respecto a la eficacia de la restricción moderada, muestran que son esperables reducciones medias de 8,5 kg en 21 semanas de tratamiento, observándose una tasa de abandonos del 20%. Uno de los aspectos más llamativos es que los pacientes recuperan aproximadamente un tercio del peso perdido en el año siguiente a la aplicación del tratamiento, mientras que la mayoría alcanzan el peso inicial a los cinco años de finalizado el programa terapéutico inicial. La educación nutricional, la terapéutica conductual y la realización habitual de ejercicio físico se muestran como elementos clave para evitar o minimizar la recuperación ponderal, por lo que su aplicación ha de acompañar necesariamente a la dieta hipocalórica para alcanzar una expectativa razonable de éxito.

La aplicación de dietas estándar a los pacientes obesos da lugar a una gran variación interpersonal de la pérdida de peso. La diferente composición corporal de los distintos obesos, con las consiguientes variaciones en el metabolismo basal, la irregular adherencia a la dieta y la escasa uniformidad en la realización de actividad física son factores que justifican -en primera instancia- las variaciones en la reducción ponderal frente a similares aportes calóricos. La pérdida de agua que acompaña a la reducción de los depósitos de glucógeno se manifiesta espectacularmente en las cifras ponderales, produciendo un notable descenso de peso, pero no en la variación de la masa grasa, que es el objetivo principal del tratamiento de la obesidad. Este fenómeno, conjuntamente con la reducción del metabolismo basal derivado de la pérdida de

La aplicación de dietas estándar a los pacientes obesos da lugar a una gran variación interpersonal de la pérdida de peso.

masa magra, explica la disminución de la velocidad de reducción ponderal que tiene lugar conforme avanza el programa de tratamiento.

Dietas de muy bajo contenido calórico (VLCD)

Las limitaciones de la restricción calórica moderada, especialmente relativas al tiempo necesario para obtener una reducción ponderal significativa, crearon la necesidad de programas basados en dietas hipocalóricas más restringidas que permitieran conseguir una rápida disminución de peso en períodos más breves, cuya aplicación en obesidades complicadas se ha demostrado efectiva. En este sentido, poseen numerosas ventajas sobre la aplicación de dietas hídricas que ocasionan grandes pérdidas de masa magra, así como alteraciones metabólicas y electrolíticas, con los consiguientes efectos secundarios.

Históricamente la indicación de las dietas de muy bajo contenido calórico (VLCD) fue objeto de controversia, tras relacionarse el uso de dietas basadas en la administración de proteínas líquidas de bajo valor biológico con la muerte en al menos 58 casos. Un aporte deficiente de nutrientes básicos, junto a una supervisión médica ausente, fueron muy probablemente los factores responsables de las alteraciones cardíacas resultantes. Hoy en día se han desarrollado formu-

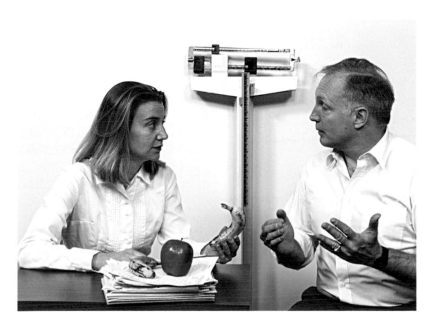

laciones dietéticas que aportan los mínimos imprescindibles en cuanto a proteínas y minerales, y que pueden prescribirse con seguridad siempre y cuando la indicación se haya llevado a cabo correctamente y exista la oportuna supervisión médica.

Las VLCD pueden definirse como las dietas que aportan un máximo de 800 calorías ó 12 cal/kg de peso ideal diarias. Habitualmente las dietas VLCD se administran como sustitución completa de la ingesta calórica. Generalmente son formulaciones en polvo, que se reconstituyen en forma líquida mediante la adición de agua.

Las VLCD pueden definirse como las dietas que aportan un máximo de 800 calorías ó 12 cal/kg de peso ideal diarias.

La mayoría de las dietas VLCD disponibles proporcionan entre unos 45 y 100 g de proteínas de alto valor biológico. El contenido en grasa es inferior a 10 g diarios, y el aporte de carbohidratos es de 40 a 100 g. Existen observaciones que indican que el incremento del porcentaje de proteínas del 20% al 45% mejora el balance nitrogenado, ahorrando masa magra, fenómenos interesantes para preservar el metabolismo basal y conservar el balance calórico negativo a expensas de la pérdida de masa grasa. Para no alterar el estado de hidratación y la función renal es imprescindible mantener un aporte mínimo de dos litros diarios de agua.

El aporte calórico no necesariamente debe ser el mismo para todos las personas, siendo recomendable ajustarlo al balance calórico que se desee en relación con el gasto energético de cada paciente. En cualquier caso, existen evidencias que sugieren que no existe justificación para administrar menos de 800 calorías diarias, pues no se mejora la pérdida de peso con aportes calóricos inferiores.

El tratamiento con VLCD se encuentra limitado a aquellos pacientes que presentan un exceso de peso importante (IMC superior a 30 kg/m^2), o que han desarrollado complicaciones derivadas o agravadas por el sobrepeso, especialmente de tipo cardiorrespiratorio (insuficiencia cardíaca, hipertensión arterial, insuficiencia coronaria, insuficiencia respiratoria, etcétera) o metabólico (diabetes, hiperlipemia), y no han obtenido una reducción significativa con medidas terapéuticas más convencionales.

La existencia de otros factores de riesgo, como la distribución predominantemente abdominal del tejido adiposo, o la historia familiar de alteraciones vasculares o metabólicas, in-

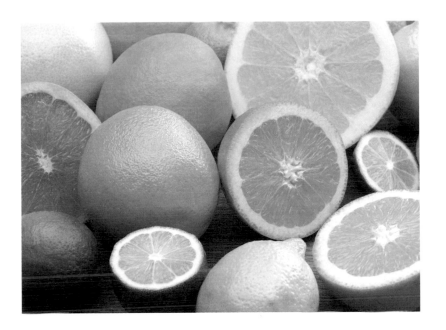

crementa el riesgo de complicaciones y la necesidad de obtener una reducción ponderal efectiva.

Por el contrario, la existencia de arritmias, litiasis biliar, hepatopatía, nefropatía, enfermedades catabólicas (neoplasia, hipertiroidismo...), un perfil psicológico patológico o una edad superior a 65 años contraindica el uso de estas dietas.

Las dietas VLCD se incluyen en el marco de un programa que incluye, además de la estrategia dietética, la aplicación de terapéutica conductual que promueva la práctica habitual de actividad física y las modificaciones necesarias en el comportamiento alimentario. Sin estos elementos adicionales, la probabilidad de que la pérdida de peso inicial se mantenga a largo plazo es mínima. Inicialmente se indica una restricción calórica moderada (1.200-1.500 calorías) durante un período de 1 a 4 semanas, que acostumbra al paciente a observar una disciplina dietética sin acumular el esfuerzo que conlleva la restricción severa. A continuación se comienza con la dieta VLCD, que se mantiene durante 10 ó 14 semanas, para posteriormente pasar a una fase de renutrición donde se reintroducen progresivamente los alimentos sólidos, para terminar con una fase de estabilización cuyo objetivo es el mantenimiento ponderal y donde la educación nutricional es fundamental.

El resultado inicial -en términos de reducción ponderal- es satisfactorio, obteniéndose una pérdida mínima de 10 kg en el 90% de los pacientes entre 12 y 24 semanas, lo que significa de 1,5 a 2 kg/semana en mujeres y de 2 a 2,5 kg/semana en hombres, que es superior a la observada con restricción calórica moderada. El grado de abandonos de la dieta se cifra alrededor del 20%. El mantenimiento prolongado de las dietas VLCD, cursa con reducción de la velocidad de pérdida ponderal.

La terapéutica conductual es esencial para mantener resultados a largo plazo, si bien algunos estudios muestran recuperaciones ponderales completas a los 5 años, a pesar de la aplicación de programas específicos para modificar el comportamiento alimentario. La práctica de ejercicio es una actitud que favorece el mantenimiento del peso perdido y el desarrollo de masa magra.

> **La terapéutica conductual es esencial para mantener resultados a largo plazo.**

La pérdida ponderal tiene lugar a expensas de masas grasa y magra, en una proporción aproximada -aunque variable- de 75% y 25%, respectivamente. Aun cuando es un tema controvertido, la reducción de masa magra parece proporcionalmente superior cuando el sobrepeso inicial es menor, lo que reafirma la conveniencia de restringir la indicación de este tipo de dietas a las grandes obesidades.

Los efectos de la reducción ponderal rápida, derivada de la aplicación de un programa de VLCD, son especialmente beneficiosos sobre las diferentes complicaciones de la obesidad. Así, se obtienen reducciones de entre el 8 al 12% en la presión sistólica y del 9 al 13% de la tensión diastólica. Tanto los niveles de glucemia basal como tras sobrecarga oral de glucosa se reducen significativamente, tanto en individuos normo como hiperglucémicos. Se llegan a obtener disminuciones del 38 al 58% de glucemia, y reducciones significativas de hasta el 3% en los niveles de hemoglobina glicosilada en diabéticos tipo II obesos.

En lo que respecta al perfil lipídico se esperan descensos del 15 al 50% en las concentraciones de triglicéridos, a razón de 0,05 mmol/l por cada unidad de IMC reducida. Las variaciones en los niveles de LDL y HDL-colesterol son más variables y de menor rango. Estos cambios obligan a mantener una estrecha vigilancia médica ante la frecuente necesidad de reajustar o suspender el tratamiento médico destinado previamente a controlar la hipertensión, diabetes mellitus o hiperlipemia.

Entre los efectos secundarios derivados de la aplicación de dietas VLCD se encuentran síntomas generales como astenia, mareos, estreñimiento, náuseas, dolores de cabeza, caída de cabello, intolerancia al frío y sequedad de la piel (*véase* **Figura 9**). El mareo puede aliviarse incluyendo la toma de caldo desgrasado con sal, y el estreñimiento se combate mediante la ingesta de fibra dietética.

Desde el punto de vista bioquímico, la elevación transitoria de transaminasas durante las primeras 6 u 8 semanas constituye el hallazgo más destacable. En los casos que presentan hiperuricemia previa, puede exacerbarse, lo que hace necesario asociar un tratamiento con alopurinol.

La aparición de colecistitis o de cólicos biliares, cuya incidencia aumenta con este tipo de tratamiento, junto a las crisis de gota en los pacientes hiperuricémicos y el desarrollo de arritmias, son las complicaciones más importantes que la aplicación indiscriminada de las dietas VLCD suelen ocasionar normalmente.

Antes de comenzar una dieta VLCD, es necesario contar con una serie de información complementaria. El hemogra-

EFECTOS SECUNDARIOS DE VLCD	
Síntomas/Signos	**Frecuencia**
Astenia	47%
Mareos	41%
Estreñimiento	35%
Dolor de cabeza	25%
Náuseas/Vómitos	12%
Palpitaciones	7%
Caída de cabello	5%
Intolerancia al frío	5%
Menstruaciones irregulares	4%
Piel seca	4%

Figura 9

ma, ionograma, aclaramiento de creatinina, los parámetros de función hepática, glucemia, ácido úrico y un electrocardiograma son exploraciones básicas que deben llevarse a cabo antes de la instauración de estos programas. Las revisiones clínico-analíticas iniciales deben realizarse con periodicidad semanal, si el tratamiento es ambulatorio, para después espaciarlas a una frecuencia quincenal tras el primer mes de aplicación de la restricción calórica severa.

El problema del mantenimiento del peso

La recuperación ponderal tras la pérdida de peso inicial es un fenómeno desafortunadamente común, tanto en programas de restricción calórica moderada como severa.

La reducción del metabolismo basal derivado de la disminución de la masa magra suele contribuir a que el gasto calórico descienda y que el balance energético se desequilibre procurando el ahorro de calorías sin que necesariamente se incremente la ingesta de alimentos. Estos fenómenos son más frecuentes e intensos después del tratamiento con dietas VLCD. No obstante, no se suelen producir descensos del metabolismo basal superiores al 15%.

Por otra parte, se han descrito reducciones significativas de la metabolización de las grasas tras la pérdida ponderal, lo que favorece un menor consumo energético. Además, la práctica regular de ejercicio físico, con su posible efecto reductor de la masa grasa y promotor del desarrollo muscular, y las actitudes favorables frente al autocontrol de la ingesta y del peso, consciencia de la alimentación y el reconocimiento de la ganancia ponderal diferencian los pacientes que mantienen el peso perdido de los que lo recuperan, enfatizando la importancia de estos factores en la recuperación ponderal. El apoyo social y familiar es igualmente fundamental en

La práctica regular de ejercicio físico tiene un efecto reductor de la masa grasa y promotor del desarrollo muscular.

este terreno. Por otra parte, es posible que los diversos tratamientos farmacológicos disponibles como moduladores del comportamiento alimentario ayuden en este sentido.

En resumen, puede afirmarse que los resultados del tratamiento dietético de la obesidad están, a largo plazo, aún lejos de alcanzar un grado de eficacia óptimo. La terapéutica conductual se presenta como un elemento sin cuya aplicación las posibilidades de éxito a largo plazo son mínimas. No debe olvidarse que la obesidad representa un ejemplo de enfermedad crónica y, por lo tanto, precisa de atención continuada tanto por parte facultativa como del propio paciente, aspectos que conviene promocionar desde el punto de vista institucional e individual, para así reducir las tasas de morbimortalidad que acompañan al exceso de peso. En este sentido, las medidas encaminadas a facilitar la educación nutricional, el tratamiento individual y la integración de las técnicas de modificación del comportamiento alimentario en los planes de salud pública, se presentan como imprescindibles para frenar la incidencia actual de la obesidad y sus complicaciones.

Dietas heterodoxas

Las tendencias actuales de la moda han promocionado la importancia de los condicionantes estéticos, para favorecer un determinado biotipo frente al cual la obesidad y el sobrepeso constituyen un "insulto". Este fenómeno ha estimulado el objetivo de conseguir grandes reducciones de peso en períodos breves de tiempo, sin exigir cambiar los hábitos alimentarios y de vida. Para ello se han hecho populares una serie de dietas desequilibradas, con las que se trata de obtener disminuciones rápidas de peso y volumen.

Como se ha comentado con anterioridad, la reduccción ponderal saludable es la que se produce a expensas de la masa grasa sobrante. Las reducciones rápidas se deben a pérdida hídrica y de masa magra, lo que puede producir efectos secundarios graves.

Dentro del grupo de dietas heterodoxas existen diferentes tipos. Uno de los grupos más famosos es el correspondiente a las dietas que favorecen la producción de acetona, también llamadas *dietas cetogénicas*. De hecho, gran cantidad de dietas desequilibradas, que consiguen pérdidas de peso rá-

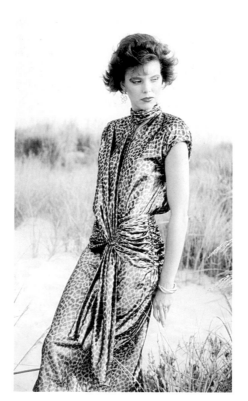

pidas, basan su efecto en la ausencia de carbohidratos. La consecuente reducción en la secreción de insulina favorece la destrucción de grasas y proteínas, así como la excesiva eliminación de agua (*véase* **Figura 10**). La pérdida de glucógeno y agua son los responsables de la reducción ponderal rápida. La sobreproducción de acetona y compuestos similares derivada del metabolismo de las grasas es responsable de la pérdida de sodio y agua por vía urinaria y del olor característico del aliento.

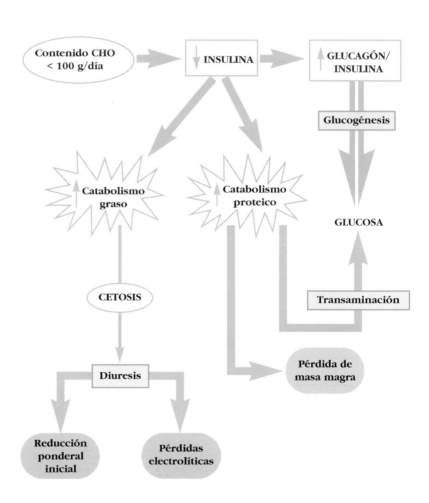

Figura 10. Efectos metabólicos de las dietas cetogénicas.

Una dieta cetogénica típica es la llamada *dieta del Dr. Atkins,* que presenta un contenido de carbohidratos inferior al 5% y aporta escasas cantidades de vitaminas hidrosolubles y minerales. Es capaz de producir alteraciones metabólicas importantes y de favorecer la arteriosclerosis. Además, la reintroducción de una dieta equilibrada conduce inexorablemente a la recuperación ponderal, con el consabido "efecto yoyó". Algunas dietas calificadas como disociadas, también poseen características cetogénicas.

Las *dietas hiperproteicas* se basaron en la práctica exclusión de grasas y carbohidratos. Inicialmente no poseían un contenido suficiente en electrolitos ni en proteínas de alto valor biológico, por lo que su aplicación indiscriminada dio lugar a casos de fallecimiento por arritmias cardíacas.

Posteriormente han evolucionado hacia formulaciones del tipo VLCD, que contienen los componentes esenciales para evitar que se produzca este tipo de complicaciones.

Las *dietas basadas en la polarización* hacia un determinado grupo de alimentos como la leche y plátano, melocotón, cebolla, quesos, marisco, etcétera no tienen base científica que garantice que la reducción ponderal se produzca a expensas del compartimento graso. De hecho, en la mayoría de los casos la pérdida de volumen y peso se debe al balance hídrico negativo, que se recupera con gran rapidez.

La mejor garantía para obtener una reducción ponderal segura y saludable es seguir un plan de alimentación equilibrado.

Como conclusión, la mejor garantía para obtener una reducción ponderal segura y saludable es seguir un plan de alimentación equilibrado que contenga las proporciones adecuadas en principios inmediatos.

Solamente de esta forma podremos conseguir que la reducción ponderal tenga lugar de forma preferencial a expensas del compartimento graso, objetivo final del tratamiento de la obesidad. También es oportuno decir que la reducción grasa se produce a largo plazo. En principio, el peso que se pierde rápido es el que con más celeridad se recupera.

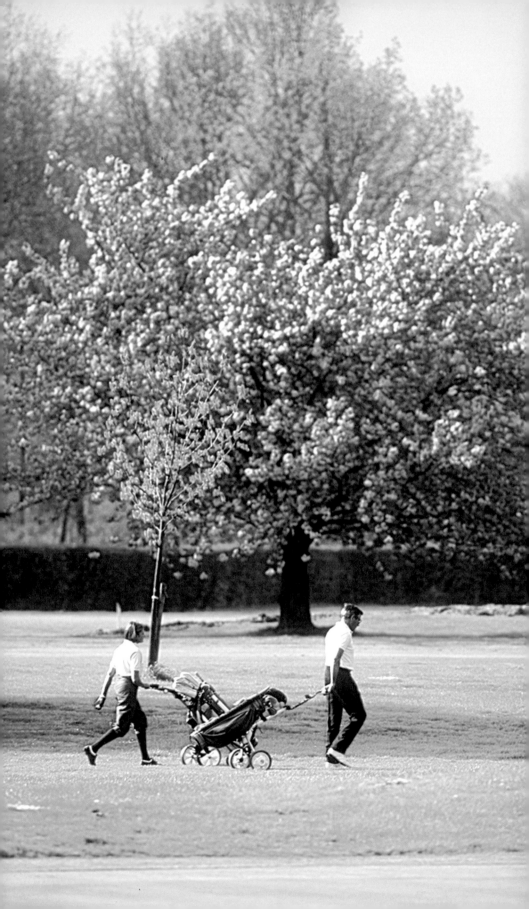

El ejercicio físico en el tratamiento de la obesidad

Una de las causas a las que se atribuye la creciente prevalencia de la obesidad en los países desarrollados es el sedentarismo. El ejercicio físico, en virtud de su efecto termogénico, contribuye a favorecer el desequilibrio de la ecuación de balance energético hacia el gasto calórico, por lo que su principal papel en el tratamiento de la obesidad es muy importante.

Sin embargo, la actividad física exclusiva no es una forma de tratamiento de la obesidad, pues sólo consigue reducciones ponderales muy escasas a largo plazo. El consumo calórico que ocasiona el ejercicio no es comparable a la disminución de entrada energética que produce una dieta hipocalórica equilibrada; antes bien, la aplicación de ambos recursos terapéuticos posee efectos sinérgicos, por lo que es su combinación la que da lugar a los efectos más favorables en el tratamiento de la obesidad.

Efectos del ejercicio físico

Los efectos del ejercicio sobre el organismo son variables, en cuanto que produce respuestas individuales en el gasto energético y en las variaciones de la composición corporal. Factores tales como la edad, el sexo, la distribución de la grasa corporal y las influencias genéticas explican todos estos fenómenos.

El aumento del gasto energético diario que produce el ejercicio, se debe a los siguientes factores:

1. El gasto energético derivado directamente de la actividad física.
2. Elevación del gasto energético tras el ejercicio.
3. Aumento del gasto energético en reposo.

Algunas observaciones sugieren que el efecto del ejercicio aeróbico sobre el gasto energético en reposo es mayor cuando la alimentación es sólo moderadamente hipocalórica, aunque todavía existe controversia en este punto.

La actividad física desempeña un papel muy importante como preservadora de la masa magra, lo que favorece la pérdida de masa grasa, que es el objetivo fundamental del tratamiento de la obesidad. Evitar la pérdida de masa magra contribuye a reducir el efecto que la pérdida de peso ejerce sobre el gasto calórico en reposo; es decir, cuando se pierde peso se produce una disminución en las cifras absolutas de consumo energético basal, como consecuencia de la reducción de masa magra. La preservación de la masa magra favorece el mantenimiento del gasto calórico basal y, de este modo, atenúa el efecto recuperador del peso. Se ha comprobado que la realización de ejercicio físico disminuye hasta un 50% la pérdida de màsa magra que sucede cuando se obtiene una pérdida de peso con la aplicación exclusiva de un plan de alimentación hipocalórico. La acción sobre la masa magra se ha demostrado también en edades avanzadas, en las que la reducción de este compartimento corporal se ha relacionado con la mayor prevalencia de obesidad y diabetes mellitus. Las variaciones hormonales que favorece la práctica de ejercicio, también pueden contribuir a la reducción ponderal.

Adicionalmente se ha observado que el ejercicio físico ayuda a reducir el índice cintura/cadera, es decir, disminuye el acúmulo graso abdominal que se asocia con la aparición de enfermedades concomitantes secundarias a la obesidad.

La actividad física preserva la masa magra y favorece la pérdida de masa grasa.

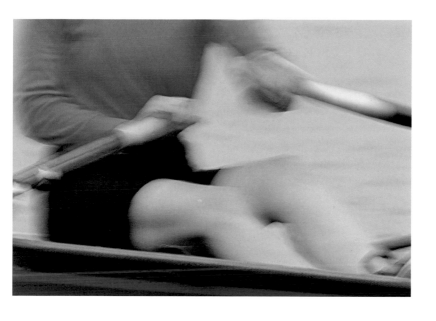

En obesos no existen evidencias de que el ejercicio físico aumente la ingesta calórica de forma proporcional al incremento del gasto, por lo que el efecto resultante es favorable a la reducción ponderal. De hecho, la reducción en la ingesta de alimentos tras la realización de ejercicio es mayor en obesos que en individuos no obesos.

Además de estos efectos, el ejercicio físico reduce el riesgo cardiovascular, dado que incrementa los niveles de HDL-colesterol, que procura un efecto protector frente a la arteriosclerosis y mejora la insulinosensibilidad, por lo que contribuye a prevenir o a tratar la diabetes mellitus tipo 2 que tan frecuentemente se asocia con la obesidad. Se le han atribuido efectos psicológicos beneficiosos, antagonistas del estrés y promotores de la sensación de bienestar.

El ejercicio físico en el tratamiento de la obesidad

La prescripción del ejercicio físico en el paciente obeso debe realizarse individualmente. Factores como la edad, enfermedades asociadas, capacidad funcional y circunstancias personales deben ser tenidos en cuenta a la hora de diseñar el programa de actividad física. En algunos casos es conveniente contar con una evaluación cardiológica previa. El objetivo final debe contemplar la realización de 30 minutos, como mínimo, de actividad moderada de 5 a 7 días a la semana. Según recomendación del American College of Sports

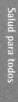

Salud para todos

Obesidad

Medicine, el gasto calórico aconsejado en cada sesión debe ser de aproximadamente 300 kilocalorías.

Desde el punto de vista práctico, un plan razonable contempla un paseo diario de 8 kilómetros. La **figura 11** muestra el gasto energético de diferentes actividades.

Es muy necesario incorporar la actividad física a la vida habitual. Esto comprende desde el aprovechamiento de actividades cotidianas, para generar mayor gasto calórico, como ir caminando al trabajo o subir las escaleras a pie, hasta acostumbrar a la persona a incluir en su esquema de vida el tiempo dedicado al ejercicio.

El comienzo debe ser gradual. Es preferible que se lleve a cabo una actividad durante cinco minutos al día de forma constante, que iniciar un programa con una actividad intensa y prolongada que, con toda probabilidad, va a abandonarse. También es recomendable el ejercicio aeróbico, especialmente en las fases iniciales. Posteriormente, si el

GASTO ENERGÉTICO DE LA ACTIVIDAD FÍSICA	
Actividad	**Gasto calórico** Jul/min
Bajar escaleras	1,2 - 2,4
Subir escaleras	3,3 - 7,1
Paseo 5 km/h	1,2 - 2,4
Carrera 8 km/h	2,1 - 4,3
Carrera 11 km/h	2,4 - 6,0
Carrera 21 km/h	3,6 - 7,2
Bicicleta a 21 km/h	2,0 - 4,0
Baloncesto	1,5 - 4,5
Esquí de fondo	2,4 - 4,8
Levantar pesos pesados	3,8 - 7,7

Figura 11

entrenamiento y la capacidad funcional lo permiten, es posible acometer otros programas que incluyan un ejercicio más intenso como bicicleta, carrera o aerobic. Cuando se realiza ejercicio prolongado es muy conveniente comenzar con un período de calentamiento de 3 a 5 minutos, ayuda a evitar lesiones.

Si existen dificultades para mantener la actividad física a lo largo de un período de tiempo determinado, éste debe fraccionarse en varias sesiones sin menoscabo de su eficacia.

Es importante cuidar la reposición hídrica, para evitar los episodios de deshidratación. En personas que presentan diabetes mellitus en tratamiento hipoglucemiante, es necesario valorar la conveniencia de reajustar la medicación con objeto de evitar baches hipoglucémicos, así como llevar consigo azúcar concentrado de empleo terapéutico.

Si existen dificultades para la práctica del ejercicio, como ocurre con los problemas osteoarticulares, insuficiencia cardíaca o insuficiencia respiratoria, es preciso buscar opciones alternativas como la de realizar ejercicios en centros fisioterápicos o gimnasios.

Es muy conveniente mantener el registro de la actividad física que se realiza, y compararlo con la evolución ponderal. Este es un buen procedimiento para autoestimular el mantenimiento de la actividad física y reconocer su demostrada eficacia.

La siguiente tabla muestra las normas generales de la realización de ejercicio físico en la obesidad.

ACTIVIDAD FÍSICA EN LA OBESIDAD

- Adaptación al índice de masa corporal, edad, sexo.

- Adecuación a las situaciones cardiorrespiratoria y articular.

- Incrementar la actividad física cotidiana.

- Establecer un programa de acuerdo con el médico.

- Registro personal de la actividad física.

A veces, el obeso aduce bastantes dificultades para la realización de ejercicio físico, como es la falta de confianza, e incluso la sensación de ridículo que pueda experimentar, lo que potencia las limitaciones físicas que la propia obesidad le impone ya de por sí. El apoyo psicológico para mejorar la autoestima y la información sanitaria sobre los beneficios de la obesidad, son armas muy eficaces para vencer todos estos inconvenientes.

El ejercicio físico es muy eficaz en la prevención de las recidivas. En este sentido, baste decir que el elemento que mejor establece la diferencia entre los recuperadores de peso de los que mantienen el peso perdido es la realización de alguna actividad física. El riesgo relativo de recuperar el peso perdido a lo largo de un período de 10 años, se considera que es tres veces mayor en las personas que tienen una escasa actividad física respecto a los que la practican con regularidad.

El ejercicio físico es muy eficaz en la prevención de las recidivas.

Tratamiento farmacológico de la obesidad

Introducción

La obesidad es una enfermedad compleja, en la que confluyen muchos y variados factores. El tratamiento farmacológico de dicha enfermedad nunca debe -ni puede- ser la única arma terapéutica que ha de utilizarse; siempre ha de ir acompañado de medidas higiénico-dietéticas, que incluyen un cambio de conducta alimentaria, la restricción dietética y la realización de ejercicio físico.

Durante varios años se ha cometido un grave error al tratar a muchos de estos enfermos con píldoras "mágicas", que si en verdad conseguían una reducción de peso rápida y sin esfuerzo para el paciente, por otro lado tenían consecuencias negativas, siendo en la mayoría de los casos tratamientos prescritos por personas ajenas a la profesión médica o con una cualificación no adecuada. Muchas de estas píldoras se han retirado del mercado debido a sus efectos adversos, constatándose en ocasiones consecuencias irreparables para el paciente.

Por lo tanto, el tratamiento farmacológico siempre ha de ser personalizado y supervisado por un médico; a ser posible, un especialista que realice controles periódicos. No todos los obesos son susceptibles de recibir este tipo de tratamiento. Se recomienda fundamentalmente en los que tienen un exceso de peso superior al 20%, o que presenten alguna complicación como hipertensión, diabetes, enfermedades cardíacas, etcétera.

El tratamiento farmacológico siempre ha de ser personalizado y supervisado por un médico.

Es difícil obtener un fármaco ideal para el tratamiento de la obesidad, debido a la complejidad y el carácter multifactorial de la enfermedad. Teóricamente, para que se dieran las características precisas de un fármaco completo sería necesario que:

1. Produjera una reducción de peso, disminuyendo únicamente el tejido graso y no a expensas de la masa magra o la pérdida de agua.
2. No sea tóxico y tenga un margen de seguridad amplio.
3. Pueda usarse durante un período de tiempo prolongado sin pérdida de eficacia, debido a que la obesidad se caracteriza por ser una enfermedad de curso crónico.
4. Pueda ser integrado fácilmente en una estrategia común destinada al tratamiento de la obesidad.
5. No grave en exceso la economía del paciente con su elevado precio.

La mayoría de los fármacos no consiguen reunir todos estos requisitos, bien sea por la falta de especificidad o por sus efectos adversos. En este capítulo haremos mención de los más importantes, teniendo en cuenta que en España tan sólo se comercializan *Orlistat* y *Sibutramina* como fármacos específicos contra la obesidad. También existen otra serie de compuestos utilizados y, aunque la base de su indicación sean enfermedades como la depresión o la diabetes, a veces resultan eficaces para conseguir la disminución de peso.

Fármacos que disminuyen la ingesta

Son fármacos que disminuyen el apetito y, por consiguiente, reducen la ingesta calórica. Hay que recordar que desempeñan un papel secundario en el tratamiento de la obesidad y, en ocasiones, su efecto es limitado.

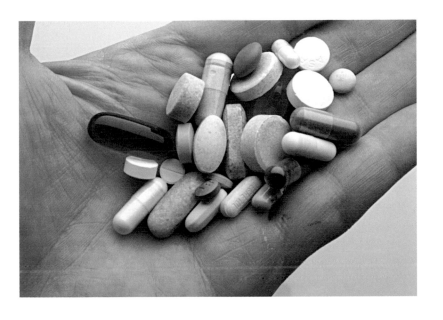

Antes de describir estos fármacos, muchos de los cuales no están comercializados en nuestro país, hemos de explicar brevemente cuáles son las teorías sobre las que se cimienta el conocimiento de la conducta alimentaria; así, podremos conocer cuáles son los mecanismos de acción y dónde actúan estas sustancias. La conducta alimentaria está condicionada por multitud de estímulos, unos exteriores (todos sabemos que la sola presencia de alimentos estimula la salivación y las ganas de comer), y otros desde el propio organismo, en función de las necesidades nutricionales. En el cerebro existe una estructura, el hipotálamo, encargada de integrar e interpretar todas las señales, obteniendo como resultado una conducta alimentaria concreta y ajustada a las necesidades personales de cada momento.

La modulación de la información que se produce en el cerebro es muy compleja, se lleva a cabo mediante los neurotransmisores (sustancias producidas por las neuronas) y su interrelación con los diferentes núcleos del hipotálamo. Fundamentalmente tenemos el núcleo paraventricular, considerado el centro de la saciedad sobre el que actúa un neurotransmisor, la serotonina, inhibiendo la ingesta; aunque otra serie de estímulos, como por ejemplo el déficit de carbohidratos, puede estimular el núcleo en sentido contrario. El otro núcleo regulador sería la región lateral del hipotálamo, donde la acción de neurotransmisores como la dopamina, monoaminas y catecolaminas provocaría una inhibición de la ingesta, lo cual se comprueba al bloquear los lugares de acción de la dopamina con el consiguiente aumento de peso y de la ingesta alimentaria.

Desde el punto de vista farmacológico se puede modificar la concentración de los diferentes neurotransmisores y, de este modo, conseguir una disminución de la ingesta. Concretamente a través de la acción sobre la dopamina y la serotonina, mediante fármacos que aumenten su concentración o tengan un mecanismo similar. Sin embargo, los fármacos actúan sobre las estructuras anteriormente mencionadas, pero también sobre otras estructuras del sistema nervioso central provocando efectos no deseados.

Mecanismo dopaminérgico

La *anfetamina* es el primer fármaco de este grupo. Inicialmente utilizado para el tratamiento del asma o como antidepresivo, se observó que conseguía acciones anorexigénicas, debido a su unión en los lugares donde actúa la dopamina en el hipotálamo.

La anfetamina y sus derivados fueron ampliamente utilizados hasta los años 80 como fármacos antifatiga y para el control de la obesidad, formando parte de la composición de gran parte de las píldoras adelgazantes. Hoy en día se encuentra retirada del mercado, ya que como sabemos este fármaco actúa sobre otras estructuras del sistema nervioso central, lo que provoca la aparición de efectos adversos como euforia, nerviosismo, agitación, temblor, insomnio, confusión y, en algunos casos, ideas paranoides y de pánico, llegando a producir incluso una fuerte dependencia física. Actualmente sabemos que los riesgos que implica su utilización son mayores que los beneficios que aporta, así que su uso con este fin ha pasado a la historia.

Dentro de este grupo se trataron de obtener otros fármacos con menos efectos adversos, pero que conservasen sus propiedades reductoras del apetito. La *fenilpropanolamina* es un derivado de la anfetamina, comercializado en EE UU con pocos riesgos de abuso o dependencia física. Su eficacia disminuye con el paso del tiempo y suele ser administrada junto con cafeína. Un problema que se debe tener en cuenta es que este fármaco puede producir complicaciones muy importantes en pacientes con enfermedades cardiovasculares, y ya hemos visto que este tipo de enfermedades aparecen con mucha frecuencia en pacientes obesos.

La fenilpropanolamina no se comercializa en nuestro país para la terapia de la obesidad, forma parte de algunos compuestos utilizados en el tratamiento de catarros o la gripe, pero la dosis presente en éstos no es la adecuada para los casos de obesidad.

Mecanismo serotoninérgico

Este grupo de fármacos busca aumentar la concentración de serotonina. Para ello, provoca un aumento de la liberación desde las neuronas y, por otro lado, impide la recaptación de la misma haciéndola permanecer más tiempo en el lugar de acción.

El primer fármaco que apareció fue *flenfluramina*, que durante muchos años fue el anorexígeno más utilizado en Europa y EE UU. Este fármaco, junto con su sucesor *dextroflenfluramina* fueron retirados del mercado en 1997 por producir alteraciones cardiacas severas e hipertensión pulmonar.

Existen otros fármacos que incrementan la actividad serotoninérgica, inhibiendo específicamente la recaptación de serotonina. Son fármacos utilizados como antidepresivos. Los más representativos son: fluoxetina, sertralina y paroxetina. La *fluoxetina* se debe utilizar a dosis más elevadas de las recomendadas para el tratamiento de la depresión, por lo que puede provocar efectos adversos, siendo los más frecuentes: insomnio, somnolencia y diarrea.

> **Existen fármacos que incrementan la actividad serotoninérgica, inhibiendo específicamente la recaptación de serotonina.**

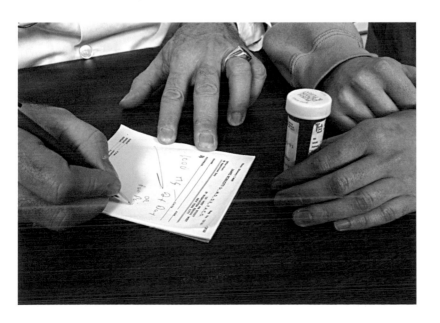

Por último, mencionaremos un nuevo fármaco, aprobado para su uso clínico en EE UU en 1997 y de reciente aparición en nuestro país, *sibutramina*. Inicialmente estudiado como antidepresivo, se observó que presentaba cualidades como anorexigénico. Es un inhibidor tanto de la recaptación de serotonina como de noradrelanina, de tal forma que aumenta la concentración de estos dos neurotransmisores a nivel cerebral, teniendo como resultado una reducción en el consumo de alimentos y un aumento en la sensación de saciedad.

Conviene recalcar que tanto los fármacos, que actúan por mecanismos serotoninérgicos como dopaminérgicos presentan cierto grado de tolerancia.

A diferencia de otros fármacos con un mecanismo de acción similar, también contribuye a la reducción de peso incrementando la termogénesis (más adelante nos detendremos en el estudio de este hecho). La pérdida de peso se produce en función de la dosis administrada; se recomienda iniciar el tratamiento con una dosis de 10 mg/día, pudiendo aumentar a 15 mg/día; la administración en una única toma es muy cómoda y favorece el cumplimiento del tratamiento.

Sibutramina es bien tolerado y sus efectos adversos más comunes son: sequedad de boca, dolores de cabeza, insomnio y mareos, aunque en este sentido se carece de estudios a largo plazo. Es un fármaco cuya administración debe evitarse en los pacientes con algún tipo de enfermedad cardíaca o hipertensión arterial no controlada. Es muy importante complementar el tratamiento con una dieta adecuada y la realización de ejercicio físico, ya que muchos pacientes cuando dejan de tomar este fármaco vuelven a ganar peso.

Conviene recalcar que tanto los fármacos, que actúan por mecanismos serotoninérgicos como dopaminérgicos presentan cierto grado de tolerancia y hay un momento en el que las dosis administradas pierden eficacia y, como consecuencia, habrá que aumentar las dosis para conseguir el mismo efecto.

Fármacos que aumentan el consumo energético

Existe una producción de calor (termogénesis) constante debido al metabolismo basal. Partiendo de esta base el organismo, mediante la termogénesis facultativa puede adaptarse a diversas situaciones, como la exposición al frío o la sobrealimentación que aumenta la producción de calor.

Hormonas tiroideas

Ya en 1983, el extracto de hormona tiroidea fue la primera sustancia utilizada para el tratamiento de la obesidad. Su acción se basa en aumentar el metabolismo basal, con el consiguiente incremento de la termogénesis y del gasto energético; pero su uso no está indicado en el tratamiento de la obesidad, ya que en pacientes con función tiroidea normal puede producir consecuencias negativas en el metabolismo normal del hueso, músculo e incluso afectar al corazón y causar

Ya en 1983, el extracto de hormona tiroidea fue la primera sustancia utilizada para el tratamiento de la obesidad.

un hipotiroidismo refractario al final del tratamiento. Sí estaría recomendado en aquellos pacientes que presentan a la vez hipotiroidismo y obesidad.

Hay que tener cuidado, porque muchas píldoras que se venden por algunos "aficionados" como antiobesidad, incluyen en su composición estas hormonas y están absolutamente contraindicadas.

Inhibidores de la absorción de nutrientes

Con la utilización de fármacos anorexiantes y de aquéllos que incrementan el gasto energético, hemos podido apreciar la existencia de efectos adversos que, en la mayor parte de los casos, implica que el paciente pierda calidad de vida y deje de utilizarlos.

Los fármacos que vamos a describir a continuación poseen unas características farmacológicas diferentes, actúan impidiendo la absorción de determinados nutrientes a nivel intestinal y, además, carecen de efectos secundarios sobre el cerebro, porque su acción se circunscribe al lugar de acción sin repercusión en otros sistemas del organismo.

Muchos de los nutrientes, antes de ser absorbidos en la luz intestinal, han de ser transformados durante su paso por el tubo digestivo por una serie de sustancias (lipasas, disacaridasas, amilasas, etcétera), muchas de las cuales están o son secretadas en el propio tubo digestivo y en el páncreas. Los inhibidores de la absorción de nutrientes tratan de inactivar o dificultar la acción de estas sustancias; como resultado, los alimentos no llegan a transformarse y no son absorbidos. De esta forma el paciente logra saciar sus deseos de comer, sin que parte de los nutrientes ingeridos en exceso lleguen a acumularse.

Orlistat

Es el fármaco estrella de este grupo, de aprobación muy reciente. Ha marcado un antes y un después en el tratamiento de la obesidad, por su especificidad y por los escasos efectos adversos que presenta.

Los ácidos grasos para poder ser absorbidos han de ser fragmentados por las lipasas.

Los ácidos grasos para poder ser absorbidos han de ser fragmentados por las lipasas, tanto pancreáticas como intestinales. Este medicamento tiene una estructura similar a la de los ácidos grasos. Como consecuencia, las lipasas se unen a él y quedan inactivadas, no pudiendo transformar los ácidos grasos y, por ello, éstos no se absorben.

Conviene dejar bien claro que el fármaco tan sólo actúa a este nivel, sin ninguna repercusión en el resto del organismo. Los efectos adversos se deben a la presencia de grasas sin digerir en el intestino, lo que provoca heces con aspecto graso, urgencia fecal, defecación con restos grasos, incontinencia fecal o defecación con ventosidades; por todo ello, podemos deducir que es un fármaco muy bien tolerado pero que alguno de sus efectos secundarios puede resultar molesto para los pacientes. Se pensó que podía interferir con la absorción de algunas vitaminas (A, D, E, K), pero en estudios a largo plazo que han sido realizados se ha descartado completamente tal hecho. Consigue disminuir en un 30% la absorción de grasas de la dieta.

Aunque es posible tomarlo antes, durante o después de las principales comidas, el fármaco demuestra ser más eficaz administrado una hora después de la ingestión.

Al igual que con otros fármacos antiobesidad, no podemos olvidar completar el tratamiento con una dieta hipocalórica y la realización de ejercicio físico.

Acarbosa

Fármaco utilizado en pacientes obesos con diabetes 2. Inhibe las alfa-glucosidasas, sustancias presentes en las microvellosidades intestinales, encargadas de hacer posible la absorción de la glucosa a partir de nutrientes más complejos.

Con este medicamento no se consigue una reducción de peso significativa, pero disminuye la velocidad de absorción de la glucosa y la secreción de insulina, efectos beneficiosos en este tipo de pacientes.

Fibras

No están consideradas como fármacos propiamente dichos, pues son más bien pseudonutrientes, porque no aportan energía ni elementos necesarios para el organismo. Producen disminución de la ingesta y de esta manera reducen la absorción de nutrientes.

Al ingerirse con mucho líquido se forma un gel inabsorbible que circula lentamente por el intestino, modificando la liberación de sustancias necesarias para la absorción de nutrientes, disminuyendo la motilidad intestinal, la absorción de ácidos grasos y, en menor medida, de proteínas y de glucosa. Tienden a reducir el peso corporal y a mejorar la tolerancia a la glucosa. Existen varias fibras solubles, entre las que destacamos: pectina, mucílago y goma sugar.

Otros fármacos

Existen otros medicamentos, muchos de ellos todavía en fase de investigación, utilizados en el tratamiento de la obesidad. Los mecanismos de acción son múltiples y variados.

Ninguno de ellos debe administrarse directamente en el tratamiento de la obesidad, lo que sucede es que suelen estar incluidos en el tratamiento de otras enfermedades que padecen los obesos y, secundariamente, producir una disminución del IMC.

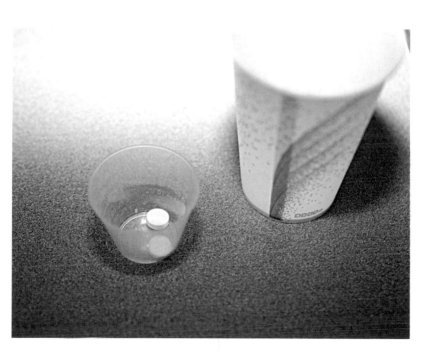

Metmorfín

Pertenece a las llamadas biguanidas, utilizadas en el tratamiento de la diabetes tipo II por reducir la hipoglucemia basal que aparece después de las comidas. En varios estudios comparativos se ha puesto de manifiesto cómo en los pacientes diabéticos tratados con este fármaco, además de mejorar los niveles de glucosa, disminuyen de peso en relación a los tratados con placebo.

Somatotropina (GH)

Producida en la glándula pituitaria, es una de las hormonas encargadas de regular el crecimiento. Los niños que padecen un déficit del crecimiento y son tratados con esta hormona, presentan un descenso de la masa grasa y, además, incrementan tanto la lipolisis como la termogénesis. Los obesos muestran un descenso en los niveles de GH.

Podría ser una opción en el tratamiento de la obesidad, aunque se corre el riesgo de que los pacientes tratados con GH presenten acromegalia, enfermedad producida cuando existe un exceso de la misma.

Testosterona

Es la hormona responsable de la masculinización. En los hombres existe una relación inversa entre la concentración de testosterona y la acumulación de grasa abdominal.

Se han realizado estudios con la aplicación de testosterona -en parches transdérmicos- sobre las zonas con acúmulo de grasa, constatándose un descenso.

Colecistoquinina

Es un neuropéptido liberado en la luz intestinal por la presencia de alimentos. Actúa como inhibidor de la ingestión a nivel central.

Se están estudiando fármacos agonistas de la colecistoquinina, que pueden abrir una nueva vía para el tratamiento de esta enfermedad.

Hidroxicitrato

Inhibe la síntesis de ácidos grasos a partir de la glucosa. Disminuye la ingesta, aunque el mecanismo por el cual actúa no está muy claro. También se cree que suele aumentar la producción de calor y, por lo tanto, el consumo de calorías.

Tratamiento cognitivo-conductual de la obesidad

La terapia de comportamiento se basa en que la conducta se aprende. La terapia cognitiva parte de los pensamientos erróneos contemplando como objetivo su modificación.

Los programas de modificación conductual en el tratamiento de la obesidad se basan en los siguientes supuestos:

1. La obesidad comporta una alteración del aprendizaje, que lleva a la sobreingesta.

2. Los obesos comen más que los no obesos.

3. El estímulo de alimentación del obeso es diferente al del no obeso.

4. Los obesos responden más que los no obesos a estímulos relacionados con la comida.

5. La educación nutricional -ya adquirida- del obeso contribuiría a su tratamiento.

Desde el punto de vista clínico, no es difícil asimilar como reales estos supuestos.

Definición

El Tratamiento Cognitivo-Conductual (TCC) implica el aprendizaje de nuevos comportamientos, actitudes y reacciones que el paciente obeso debe asumir con objeto de garantizar los hábitos de vida adecuados. Así, facilita la consecución del programa de tratamiento con el fin de promocionar la reducción del exceso de peso y evitar su ulterior recuperación.

Fundamento

La necesidad de complementar las pautas dietéticas y de ejercicio físico con la aplicación de estos programas proviene de la dificultad que representa para una persona obesa el asumir unas nuevas pautas de tratamiento habitualmente opuestas a sus costumbres y que afectan, de forma directa, a su modo habitual de vida.

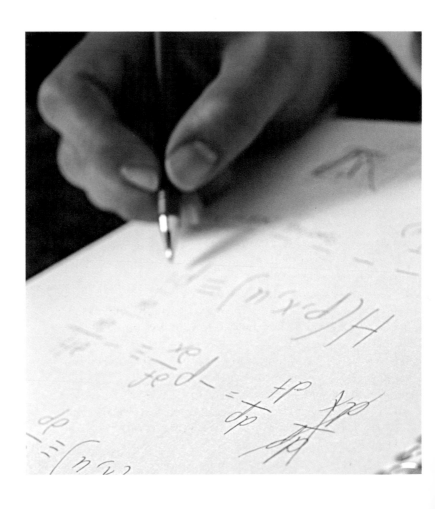

La aceptación del tratamiento como tal constituye un elemento imprescindible para conseguir el éxito terapéutico del mismo, teniendo en cuenta que uno de los determinantes del mismo se basa en el mantenimiento del peso perdido.

Las técnicas del TCC se dirigen sobre los componentes de la ecuación de gasto energético, que son modificables por la actitud y colaboración del paciente:

- El comportamiento alimentario.
- La actividad física.

Existen numerosas evidencias que demuestran que la aplicación de estos programas mejora significativamente la evolución de los pacientes, potenciando los otros escalones del tratamiento de la obesidad.

Dado el carácter crónico de la obesidad, necesariamente ha de contemplarse una acción terapéutica prolongada a lo largo del tiempo, en cuyo núcleo el TCC desempeña un papel primordial.

Tanto el dietista como el psicoterapeuta y el especialista en Endocrinología y Nutrición deben aplicar, en sus distintas vertientes, distintos aspectos del TCC.

Objetivos

Los objetivos principales del TCC son:

1. Evaluar el grado de motivación del paciente, para desarrollar el programa terapéutico de su obesidad.
2. Proporcionarle una educación nutricional específica, que haga referencia a sus objetivos terapéuticos, relacionados éstos con el peso estimado para evitar las complicaciones derivadas de la obesidad.
3. Otorgar al paciente el protagonismo en el control y seguimiento de su plan de tratamiento, lo que refuerza su compromiso personal.
4. Enseñar acciones encaminadas a evitar el desorden en la alimentación, a potenciar una dieta pobre en grasas y a la promoción de la actividad física como un hábito de vida.
5. Sugerir comportamientos para minimizar los efectos del estrés sobre los hábitos de vida.
6. Atenuar los efectos impositivos que la prescripción dietética y de actividad física generan en los estadios iniciales, favoreciendo de esta manera su incorporación a las actividades cotidianas.

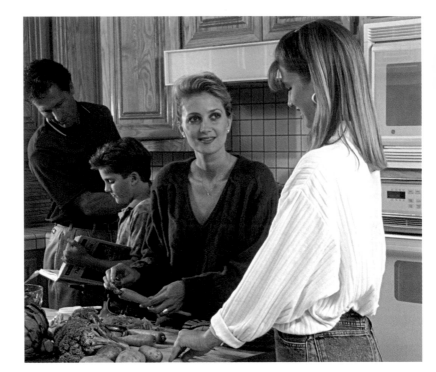

Estrategias terapéuticas

Las principales estrategias destinadas a aplicar el TTC de la obesidad son:

Autocontrol

Se basa en la implicación del paciente como protagonista del seguimiento del tratamiento.

La aplicación práctica se traduce en:

a) Apunte de la evolución del peso corporal.

b) Registro de la ingesta alimentaria plasmada en un diario dietético, con especial referencia a los carbohidratos y las grasas. Uso de detector de grasas. Horas de tomas de alimento.

c) Anotación de la actividad física realizada (características, tiempo y consumo calórico aproximado). Promover el uso de cuentapasos, podómetros y acelerómetros.

d) Monitorización del estado emocional previo a la toma de alimento.

e) Monitorización cualitativa del hambre y saciedad, antes y después de cada toma de alimento.

Control de estímulos

El paciente debe identificar las circunstancias ambientales que se asocian con los desvíos en el comportamiento alimentario (compulsión, episodios de hambre, etcétera), y los relacionados con la inactividad física. Se proponen acciones encaminadas a bloquear o atenuar estos mecanismos.

Se estimulan las siguientes actitudes:

* Realizar tres comidas diarias.
* Hacer las comidas en el mismo lugar y a la misma hora.
* Comer siempre los alimentos sentado.
* Eliminar distracciones que impidan ser conscientes de la comida.
* Utilizar platos pequeños.
* Evaluar el distinto grado de saciedad tras la ingesta de cada plato.
* Evitar los condimentos de alta energía calórica.
* Servir las comidas en pequeñas cantidades.
* No repetir platos.

Reestructuración cognitiva

Tiene como objetivo conseguir que el paciente varíe su opinión sobre su imagen corporal y el peso que debe alcanzar, así como enseñarle el tiempo estimado que se considera adecuado dentro de la variabilidad que experimenta este parámetro entre la población.

Tiene repercusiones importantes sobre las expectativas del paciente. Ha de tener claros los objetivos, los cuales no se basan necesariamente en la reducción ponderal, sino en la mejoría de su condición física y psíquica. Es

La reestructuración cognitiva tiene como objetivo conseguir que el paciente varíe su opinión sobre su imagen corporal y el peso que debe alcanzar.

fundamental conocer el grado de motivación del paciente, para que se adapte y siga el programa terapéutico que se le propone.

Manejo del estrés

El estrés está considerado como un elemento predictor de sobreingesta, compulsión y recuperación del peso perdido.

Ha de instruirse al paciente para que evite -en lo posible- las situaciones de estrés y atenúe sus efectos mediante técnicas de respiración y relajación muscular. La promoción de la actividad física es muy útil en estas circunstancias.

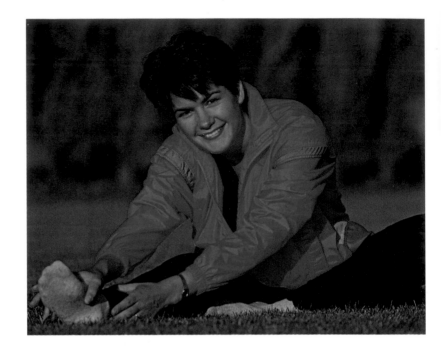

Apoyo social

Se refiere a la participación indirecta de las personas cercanas al paciente. La familia es el colectivo más importante en este sentido. El marido o esposa -respectivamente- debe recibir educación nutricional, y ser consciente del papel que desempeña en el éxito terapéutico.

Las amistades y compañeros de trabajo pueden desempeñar un papel significativo. Es muy útil promover programas informativos y participativos en las comunidades, que impliquen a los pacientes para generar una cultura de vida sana.

Ejercicio físico

La actividad física favorece la reducción ponderal, y es el factor que con mayor precisión predice el mantenimiento del peso perdido. El paciente debe conocer las ventajas del ejercicio, tanto sobre el estado físico como psíquico, además de ayudar a evitar alteraciones en el comportamiento alimentario y a atenuar los efectos del estrés.

Prevención de la recuperación ponderal

El paciente ha de identificar aquellas situaciones que favorezcan la transgresión dietética, la inactividad física y la recuperación ponderal. Los viajes, las fiestas y las reuniones de trabajo son condiciones de riesgo que necesitan de estrategias encaminadas a evitar que un elemento negativo concreto se convierta en práctica habitual, dando lugar al fracaso terapéutico.

Programa de Educación Nutricional

Estas estrategias pueden desarrollarse formando parte de un programa de educación nutricional, de aplicación personal y colectiva donde se enseñe a los pacientes lo que les interesa conocer acerca de la etiología, complicaciones y tratamiento de la obesidad.

Las dietistas, psicoterapeutas y enfermeras especializadas -con el concurso del médico- son las personas implicadas en impartir el programa. Es necesaria una fase inicial de entrevista personal, para posteriormente realizar sesiones colectivas con apoyo de medios audiovisuales. Deben programarse sesiones de refuerzo, con periodicidad quincenal o mensual que aseguren el mantenimiento del plan terapéutico.

Es necesaria una fase inicial de entrevista personal, para posteriormente realizar sesiones colectivas con apoyo de medios audiovisuales.

Dependiendo del lugar de residencia del paciente, o de sus características es posible establecer un programa de contacto telefónico. La duración del programa es variable, dependiendo de los casos.

Es conveniente contar con información que pueda ser fácilmente transportable, ya sea en forma de libros o de vídeos, donde queden reflejados los puntos de interés general del programa. Asimismo, todos los informes que tienen como destinatario al paciente se acompañarán de un folleto explicativo con instrucciones básicas que faciliten el seguimiento del tratamiento.

El programa puede tratar tópicos como:

1. ¿Qué es la obesidad?
2. ¿Cuáles son las causas de la obesidad?
3. ¿Cuáles son las complicaciones de la obesidad?
4. Tratamiento dietético.
5. Ejercicio físico.
6. Tratamiento farmacológico.
7. Tratamiento quirúrgico.
8. El paciente obeso como protagonista de su tratamiento.

La consolidación del programa de educación debe acompañarse de un cuestionario de evaluación que permita conocer el grado inicial y final de información del paciente, aspecto éste que ha de correlacionarse con el curso terapéutico ulterior.

El TCC es aun más importante en el tratamiento de los obesos que muestran un comportamiento alimentario compulsivo. Los pacientes con obesidad mórbida refractaria, que van a ser sometidos a cirugía antiobesidad, deben ser explorados desde el punto de vista psicopatológico. Muchos de ellos se beneficiarán de la aplicación del TCC después de la intervención quirúrgica.

Tratamiento quirúrgico de la obesidad

El aumento de las tasas de morbilidad y mortalidad que se asocia a la obesidad, es especialmente evidente en sus grados extremos. Cuando el índice de masa corporal supera la cifra de 35 kg/m², la frecuencia de complicaciones aumenta considerablemente traduciendo una incidencia acumulada cada vez mayor conforme se incrementa el exceso de peso. Estas situaciones requieren una atención especial, dado que la aparición de complicaciones cardiovasculares, respiratorias, metabólicas o articulares es muy frecuente y próxima en el tiempo.

La cirugía bariátrica (para tratar la obesidad; del griego *baros*: "pesadez") debe su existencia a la necesidad de aplicar un tratamiento eficaz cuando, en estas condiciones, la terapéutica convencional no ha sido lo suficientemente eficaz.

A lo largo del tiempo se han diseñado diferentes procedimientos con este fin. Algunos de ellos han cedido el paso a otros más eficaces y menos agresivos en lo que respecta al desarrollo de efectos secundarios. Al fin y al cabo la cirugía bariátrica busca, al igual que otros tratamientos más convencionales, reducir la masa grasa para mejorar las expectativas y calidad de vida del paciente con obesidad mórbida, por lo que un procedimiento que consiguiera el objetivo final produciendo a su vez complicaciones severas resultaría inaceptable.

La obesidad mórbida de larga duración se caracteriza por presentar una historia previa de numerosos intentos terapéuticos, que se han saldado con los consiguientes fracasos.

La obesidad mórbida de larga duración se caracteriza por presentar una historia previa de numerosos intentos terapéuticos, que se han saldado con los consiguientes fracasos. Adicionalmente, los grados extremos de obesidad dificultan sensiblemente la posibilidad de realizar una actividad física regular, lo que disminuye aun más la probabilidad de obtener una reducción ponderal significativa con técnicas convencionales. En muchos casos de obesidad mórbida, una pérdida de peso del 10% no resuelve o mejora las complicaciones iniciales, por lo que es necesario realizar un planteamiento diferente que garantice la consecución de una reducción ponderal eficaz y duradera.

La experiencia obtenida a lo largo de las últimas décadas con la cirugía bariátrica ha mejorado sensiblemente la seguridad de las técnicas y sus resultados, si bien siempre debe tenerse en cuenta que este tipo de pacientes presenta habitualmente un riesgo quirúrgico extra.

Evaluación previa, indicaciones y requisitos

Para perder peso, la gran mayoría de pacientes obesos incumplen los condicionantes para una intervención quirúrgica. Las bases fundamentales del tratamiento de la obesidad siguen vigentes en este tipo de pacientes, por lo que en aquéllos en los que la evolución sea satisfactoria debe mantenerse un balance calórico negativo, basado en la adopción de un plan de alimentación hipocalórico, la práctica de actividad física y la aplicación de tratamiento cognitivo-conductual asociado, en algunos casos, a terapéutica farmacológica.

Cuando estas medidas no son eficaces y los riesgos de mantener un grado extremo de obesidad son evidentes, debe plantearse la opción quirúrgica, dado que en tales circunstancias el beneficio derivado de la pérdida de peso supera tanto el riesgo quirúrgico como los posibles efectos secundarios propios de la intervención.

La necesidad de aplicar un abordaje multidisciplinar es aun más importante cuando se trata de un paciente que es candidato a la cirugía bariátrica. La magnitud del desequilibrio ponderal hace necesario que su evaluación clínica sea especialmente exhaustiva. En este sentido, debe incluirse sistemáticamente una evaluación cardiológica, un estudio polisomnográfico y una valoración psiquiátrica. Este último punto alcanza especial relevancia si se está valorando la inclusión en un programa quirúrgico, pues la existencia de psicopatología aguda quizá contraindique el procedimiento. Es pues imprescindible explorar el amplio abanico de complicaciones que la obesidad mórbida pueda ocasionar sobre algunos órganos y sistemas fundamentales, como es la capacidad funcional cardiorrespiratoria y el rastreo de enfermedades metabólicas asociadas tales como son la diabetes mellitus, las dislipemias o el aumento de ácido úrico.

Una vez se ha establecido la indicación quirúrgica por parte del cirujano y del endocrinólogo, debe evaluarse también por parte del anestesista, cuyo concurso es básico para minimizar el riesgo quirúrgico.

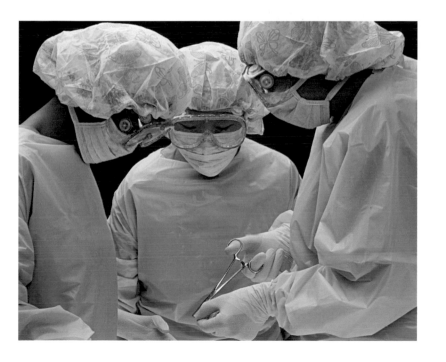

Existen una serie de criterios aceptados internacionalmente, que son requisitos indispensables para que un paciente obeso sea candidato a la cirugía bariátrica (*véase* **Figura 13**).

REQUISITOS PARA EL TRATAMIENTO QUIRÚRGICO DE LA OBESIDAD
• IMC > 40 ó > 35 con complicaciones.
• Obesidad refractaria.
• Ausencia de psicopatología incapacitante.
• Información al paciente.
• Compromiso para el seguimiento a largo plazo.
• Ausencia de contraindicaciones.

Figura 13

Paralelamente, existen determinadas condiciones que suponen una contraindicación para la intervención quirúrgica (**Figura 14**).

Antes de llevar a cabo la intervención quirúrgica, es imprescindible informar exhaustivamente al paciente acerca de las características de la operación que se va a realizar, el motivo por el cual se ha escogido un determinado procedimiento, los resultados esperados y los efectos secundarios potenciales. Es muy necesario explicarle también que tras la intervención deberá mantener unos hábitos alimentarios determinados, así como realizar actividad física de forma regular para conseguir una reducción lo más selectiva posible de la masa grasa.

Adicionalmente, es fundamental comentar la necesidad posquirúrgica del tratamiento polivitamínico, así como informarle acerca del calendario de revisiones que deberá llevar a cabo en los próximos años, habida cuenta de que precisará realizar controles médicos de por vida. Es por lo tanto útil aplicar un programa específico de educación nutricional, que deberá impartirse tanto pre como posoperatoriamente.

CRITERIOS DE EXCLUSIÓN DEL TRATAMIENTO QUIRÚRGICO DE LA OBESIDAD
• Endocrinopatía no tratada (hipotiroidismo, S. de Cushing ...).
• Psicopatología grave (bulimia nerviosa, esquizofrenia).
• Nefropatía severa.
• Enfermedad infecciosa.
• Enfermedad inflamatoria intestinal.
• Neoplasia maligna.
• Dependencia del alcohol o de drogas.

Figura 14

Técnicas quirúrgicas actuales

En épocas anteriores se hizo uso de diferentes técnicas que, por su reducida eficacia o sus frecuentes efectos secundarios, han sido desplazadas por los métodos actuales. Para que una determinada técnica pueda incorporarse a la práctica rutinaria debe ser segura, eficaz y reproducible. Básicamente las técnicas actuales pueden dividirse en: restrictivas, mixtas y derivativas o malabsortivas.

Las técnicas actuales pueden dividirse en: restrictivas, mixtas y derivativas o malabsortivas.

Técnicas restrictivas

Ejercen su efecto produciendo una disminución del volumen que es capaz de almacenar el estómago, lo que da lugar a una sensación de saciedad precoz.

Las dos técnicas más empleadas son: la *gastroplastia vertical anillada* y la *banda gástrica ajustable*. La primera consiste en crear un pequeño reservorio gástrico inicial mediante grapado. La banda gástrica ajustable consiste en colocar una banda hinchable alrededor del estómago, a modo de abrazadera, que divide la cavidad gástrica en dos reservorios, siendo el primero de pequeño volumen y llenado fácil,

Salud para todos

Obesidad

lo que provoca distensión y sensación de plenitud. La comunicación entre ambos reservorios se puede regular merced a la inyección de suero fisiológico en un depósito subcutáneo, al que se accede desde el exterior.

Ambas técnicas es posible realizarlas mediante abordaje laparoscópico, es decir, sin necesidad de abrir quirúrgicamente el abdomen, lo que reduce la agresión quirúrgica y facilita la recuperación posterior.

Estas técnicas son reversibles, si bien la reconstrucción de la morfología gástrica inicial conduce a la recuperación del peso perdido.

Estas técnicas son reversibles, si bien la reconstrucción de la morfología gástrica inicial conduce a la recuperación del peso perdido. Por norma general, con estas técnicas es factible conseguir una reducción del 50% del exceso de peso inicial, siempre y cuando la indicación del procedimiento se lleve a cabo correctamente.

Las técnicas restrictivas no suelen precisar habitualmente de suplementos vitamínicos, salvo que la aparición de vómitos de repetición den lugar a una situación de malnutrición.

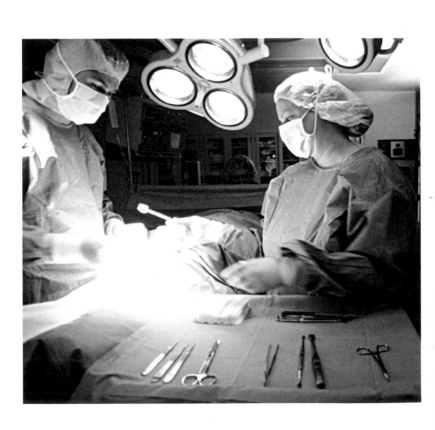

Técnicas mixtas

La más empleada es el *cortocircuito en Y de Roux* o *bypass gástrico*, que posee un componente restrictivo (se deja un pequeño reservorio gástrico) y otro malabsortivo (se conecta el reservorio gástrico al yeyuno, evitando el paso de alimentos por el duodeno). Dependiendo del nivel intestinal donde se realice la conexión, se puede practicar el llamado *bypass* gástrico proximal o el distal (más hacia el final del intestino), de mayor componente malabsortivo, es decir, de una mayor disminución de la absorción intestinal de los alimentos. Es precisamente la malabsorción la que asegura que la evolución ponderal sea satisfactoria en pacientes que no son candidatos a procedimientos restrictivos puros, como son los golosos y los picoteadores a deshora.

Cuando los pacientes sometidos a esta técnica ingieren alimentos dulces pueden sufrir sensación de mareo, sudoración y palpitaciones transitorias, síntomas por los que se conoce el *síndrome de dumping*. Es la técnica más empleada en cirugía bariátrica, pues proporciona un alto grado de eficacia sin que dé lugar a efectos secundarios propios de otras intervenciones con mayor componente malabsortivo. Al igual que las técnicas restrictivas, se puede realizar por vía laparoscópica.

Técnicas derivativas o malabsortivas

Tanto el tipo de intervención quirúrgica como los efectos sobre la absorción de nutrientes, son notablemente más agresivos que los correspondientes a los tipos de cirugía ya comentados. Habitualmente, estas técnicas se indican en casos extremos de obesidad mórbida, en la que es absolutamente imposible contar con una mínima disciplina dietética.

Las más empleadas son: el *cortocircuito bilio-pancreática* o técnica de Scopinaro y el *cruce duodenal*. En ellas se conecta un mínimo reservorio gástrico a regiones finales del intestino, permitiendo un escaso contacto con

Habitualmente, estas técnicas se indican sólo en casos extremos de obesidad mórbida.

las secreciones biliar y pancreática. Esto da lugar a cuadros de malabsorción de nutrientes, responsables de una marcada reducción ponderal, que alcanza entre el 70 y el 90% del exceso de peso inicial.

Exigen, además, mantener un tratamiento crónico con polivitamínicos que, ocasionalmente, deben ser administrados por vía intramuscular para garantizar una absorción total y adecuada.

Elección de la técnica

La elección de la técnica aplicable depende, entre otros factores, de los hábitos alimentarios de la persona. Los grandes comedores en las comidas principales son los beneficiarios de las técnicas restrictivas, mientras que los que "pican" pinchos, banderillas o aperitivos entre horas o ingieren alimentos de alta densidad energética como líquidos azucarados, helados, etcétera, son los principales candidatos a las técnicas mixtas o malabsortivas.

En general, aquellos pacientes que tengan índices de masa corporal superior a 40 obtienen mejores resultados con técnicas que comportan un componente malabsortivo.

Efectos sobre el peso, composición corporal y complicaciones de la obesidad

La cirugía restrictiva actúa favoreciendo la saciedad precoz. Otras intervenciones, como es el *bypass* gástrico, además de reducir la absorción de nutrientes promueven una saciedad fácil y, en algunos casos, una disminución inmediatamente posoperatoria de la voracidad inicial.

En general, el rendimiento de la cirugía bariátrica es muy elevado. Tanto las técnicas restrictivas, especialmente cuando están correctamente indicadas, como las derivativas, inducen pérdidas ponderales muy significativas durante los primeros 12 ó 24 meses, para estabilizarse posteriormente. Habitualmente la capacidad de recuperación es escasa, sobre todo con técnicas derivativas.

Tanto las intervenciones restrictivas como las mixtas requieren del seguimiento de un plan de alimentación moderadamente hipocalórico en fases iniciales, mientras que las puramente malabsortivas consiguen pérdidas ponderales sin necesidad de mantener una disciplina dietética severa, aunque exponen al paciente a mayores complicaciones como consecuencia de las deficiencias nutricionales.

Aunque los procedimientos restrictivos habitualmente llegan a normalizar el peso del paciente, las pérdidas ponderales de peso obtenidas con técnicas mixtas son de mayor cuantía.

La aplicación de cirugía bariátrica es capaz de procurar al paciente obeso mórbido una expectativa de vida similar a la de los pacientes no obesos. Incluso en un grupo de pacientes con complicaciones, el riesgo de muerte es superior en los no operados *versus* los intervenidos. El famoso estudio de pacientes obesos suecos (*Swedish Obese Subjects*), aporta evidencias indicativas de que la cirugía bariátrica reduce la mortalidad asociada a la obesidad severa.

La totalidad de complicaciones experimenta una mejoría significativa, o incluso la desaparición completa. La diabetes mellitus, que tan frecuentemente se asocia a la obesidad, revierte en el 85 ó 90% de casos. Se ha demostrado un efecto preventivo de la evolución de la intolerancia hidrocarbonada (un grado intermedio entre la diabetes y la normalidad) hacia la diabetes propiamente establecida.

La aplicación de cirugía bariátrica es capaz de procurar al paciente obeso mórbido una expectativa de vida similar a la de los pacientes no obesos.

La hipertrigliceridemia y la disminución de HDL-colesterol -que se asocia con frecuencia a la obesidad- mejora sustancialmente con la cirugía bariátrica, que en algunas situaciones es un procedimiento terapéutico para las dislipemias independiente de la existencia de obesidad.

La hipertensión arterial también se reduce espectacularmente a partir del posoperatorio inmediato, obligando a modificar el tratamiento antihipertensivo o, incluso, a suspenderlo eventualmente.

Otras complicaciones de la obesidad, como el *síndrome de apnea del sueño* o el *síndrome de hipoventilación del obeso*, pueden desaparecer en dos tercios de los pacientes intervenidos a los 5 años de la cirugía. Otros parámetros bioquímicos asociados al riesgo vascular, como las *alteraciones de la coagulación* y la *fibrinolisis*, mejoran con la reducción ponderal. En suma, la mejoría de estas complicaciones sugiere que la cirugía bariátrica procura un efecto muy positivo en la prevención de eventos tales como infartos de miocardio o accidentes vasculares cerebrales.

Merecen mención especial los efectos sobre la calidad de vida, que actualmente se evalúan empleando las oportunas escalas con cuestionarios diseñados al efecto. Aunque estas valoraciones entrañan un alto componente subjetivo, no debe olvidarse que es precisamente esta vertiente la que más molestias y limitaciones ocasiona al obeso mórbido, implicando a la esfera social, afectiva y laboral.

Efectos secundarios y complicaciones

Pese al riesgo quirúrgico que presentan los pacientes con obesidad mórbida, la mortalidad operatoria debe situarse por debajo del 0,5%.

Los efectos secundarios se relacionan con el tipo de intervención realizada. Así, el más frecuente de la cirugía restrictiva son los vómitos, que suelen producirse por seguimiento inadecuado de las indicaciones dietéticas. En la **figura 15** se muestran las normas dietéticas que deben seguir los pacientes intervenidos de cirugía gástrica restrictiva.

El incumplimiento de estas recomendaciones puede ocasionar la intolerancia de algunos alimentos que, a largo plazo, producen deficiencias vitamínicas o minerales (vitamina B_{12}, hierro, folatos, calcio). En cuadros de vómitos de repeti-

Salud para todos

Obesidad

DIETA Y CIRUGÍA BARIÁTRICA RESTRICTIVA

- Comer despacio sin estrés ni distracciones.

- Realizar tres comidas al día.

- Aumentar progresivamente la consistencia de los alimentos.

- Ingerir pequeñas porciones de comida.

- Masticar adecuadamente.

- Terminar de comer cuando se sienta saciado.

- Nunca beber líquidos hasta una hora después de finalizada la comida.

EN CASO DE VÓMITO

- Esperar cuatro horas antes de ingerir alimento nuevamente.

- Si existe intolerancia, mantener un ayuno de 12 horas.

- Si persisten los vómitos, acudir al médico.

Figura 15

ción incoercibles, suele producirse alcalosis y deficiencia de tiamina, potencialmente causante de la enfermedad de Wernicke, caracterizada por la afectación del sistema nervioso central y que cursa con inestabilidad y diplopia.

En consecuencia, es necesario evaluar al paciente y proceder, si fuera necesario, a su estudio en régimen de ingreso hospitalario para averiguar la causa del problema y conocer si es preciso aumentar el calibre de paso entre el primer reservorio y la cavidad gástrica.

En cambio, la cirugía malabsortiva, además de las complicaciones inherentes al acto quirúrgico en sí mismo, como hernias o infecciones, tiene más probabilidades de llegar a producir diarreas, deficiencias vitamínicas y minerales, colelitiasis y síndrome de asa ciega. Clínicamente las deficiencias vitamínicas se manifiestan en forma de caída de cabello, fragilidad de las uñas, glositis, quelitis y depresión. Más frecuente es el *síndrome de dumping,* que contribuye a reducir la apetencia por determinados alimentos.

El incumplimiento de estas recomendaciones, puede ocasionar la intolerancia de algunos alimentos.

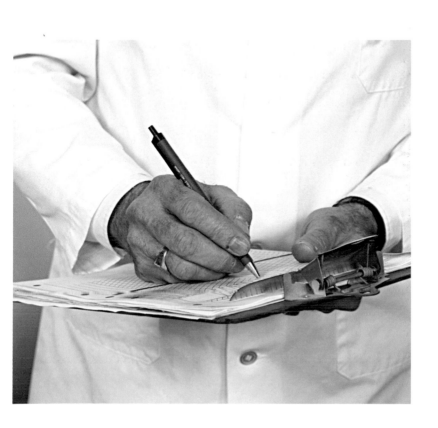

Fracasos

El fracaso de la cirugía restrictiva generalmente de debe a que la indicación fuera incorrecta o a que los hábitos alimentarios no son los más adecuados, lo que produce la dilatación progresiva del reservorio, que ya no transmite la sensación de saciedad. Otra causa es la ingesta de alimentos líquidos o blandos hipercalóricos, que no encontrarán dificultad de paso.

La cirugía mixta pierde su eficacia a largo plazo como consecuencia de la adaptación de la mucosa yeyunal, que adquiere una superior capacidad absortiva y de esta menera evita el *síndrome de dumping,* perdiéndose así uno de los componentes más importantes por el que esta cirugía induce reducción ponderal.

Plan de seguimiento

A la vista de las connotaciones de la cirugía bariátrica es necesario programar un plan de seguimiento para cada paciente que incluya las oportunas revisiones clínicas, analíticas, examen de composición corporal y evaluación del cumplimiento dietético y del plan de actividad física. Es fundamental asegurar el adecuado cumplimiento del tratamiento farmacológico aconsejado, que en la mayoría de los casos incluye la toma de suplementos

A la vista de las connotaciones de la cirugía bariátrica es necesario programar un plan de seguimiento específico para cada paciente.

vitamínicos y minerales, entre los que se encuentran el hierro, calcio, folatos y diversos polivitamínicos.

El mantenimiento de una actividad sedentaria, ocasionalmente es responsable de que la pérdida ponderal se deba por igual a la disminución de masa magra y de masa grasa, lo que implica la reducción de la masa de tejidos nobles, indispensables para mantener un correcto estado nutricional y metabólico.

En muchos casos es necesario realizar un seguimiento por parte del especialista en psicología, ya que de esta manera se ayudaría mejor al paciente a adaptarse a su nueva situación, especialmente si existe alguna alteración previa del comportamiento alimentario.

Las revisiones, inicialmente entre 1 y 3 meses deben organizarse según un plan preestablecido que el paciente debe conocer y cumplir.

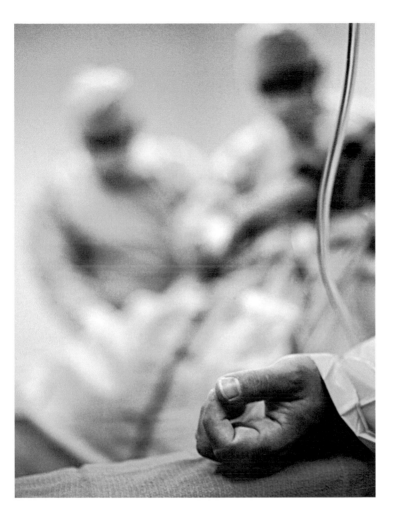

Cirugía plástica de la obesidad

Después de la pérdida de peso masiva, su lugar en el tratamiento de la obesidad se concreta en la eliminación de los acúmulos localizados de grasa y pliegues de la piel. Puede plantearse sólo cuando el peso se encuentra estabilizado con meses de antelación, por lo que es preciso que transcurra un período de tiempo mínimo de un año tras la cirugía bariátrica. Habitualmente se comienza realizando abdominoplastia, para seguir con mamoplastia.

La pérdida de peso esperable tras la intervención reconstructiva no es muy significativa (inferior a 3 ó 4 kg). La cirugía plástica no constituye -en ningún caso- una opción terapéutica, como primera medida, en el tratamiento de la obesidad mórbida.

Balón intragástrico

No se trata de un tratamiento quirúrgico de la obesidad, sino de un procedimiento no convencional que ha demostrado su eficacia en algunos casos al estimular la saciedad y la pérdida de peso.

Consiste en la introducción por vía endoscópica de un balón hinchable, que se aloja en el estómago, donde origina una ocupación significativa de espacio con la consiguiente distensión de la cavidad y la estimulación de la saciedad con tomas reducidas de alimento.

Su efecto se produce principalmente en los dos primeros meses después de su colocación, y se aconseja mantenerlo como máximo seis meses. Se indica en condiciones similares a las de la cirugía bariátrica, si bien es aceptable en casos con índice de masa corporal superior a 30 kg/m^2 y complicaciones asociadas. Los resultados obtenidos son variables.

Perspectivas futuras en el tratamiento de la obesidad

El progresivo conocimiento de los mecanismos implicados en el control de la ingesta calórica y el gasto energético está ofreciendo, continuamente, nuevas posibilidades terapéuticas potencialmente aplicables en el manejo de la obesidad. La aparición de nuevos compuestos ya comercializados es fiel reflejo de esta tendencia que, con seguridad, va a perpetuarse con el paso del tiempo.

Tanto el *orlistat* (Xenical) como la *sibutramina* (Reductil), son fármacos de eficacia comprobada en la potenciación de la pérdida ponderal dentro del marco de un tratamiento que integra la aplicación de un plan de alimentación hipocalórico, la práctica habitual de actividad física, el tratamiento cognitivo-conductual y la educación nutricional.

El descubrimiento de la *leptina* como una hormona de efecto inhibidor de la conducta alimentaria y estimulador de la termogénesis, creó unas perspectivas muy esperanzadoras respecto a la posibilidad de su empleo como "arma" terapéutica. Los resultados iniciales obtenidos en ratones con deficiencia de leptina fueron muy alentadores. La escasa experiencia obtenida en el tratamiento de personas obesas con deficiencia de leptina es satisfactoria en la medida que reduce, selectivamente, el exceso de grasa y revierte otras alteraciones hormonales acompañantes, como es la insuficiencia en la secreción de gonadotropinas. La posterior comprobación de que la práctica totalidad de pacientes obesos presenta resistencia a la leptina y la elevación de sus niveles circulantes, redujo la probabilidad de que la administración de esta sustancia indujera un efecto biológico en la población obesa general.

Es necesario contar antes con un número superior de ensayos clínicos realizados en distintas condiciones y conocer el papel real que la administración de leptina desempeña en el tratamiento de la obesidad.

Los ensayos clínicos realizados en humanos, no han sido completamente satisfactorios. La respuesta en cuanto a reducción ponderal ha mostrado gran variabilidad, si bien cuando se produce pérdida de peso ésta tiene lugar a expensas del compartimento graso. Las formulaciones de leptina de acción prolongada no han mejorado la situación. Es posible que el empleo de dosis más elevadas, la adopción de diferentes pautas de administración o el diseño de análogos

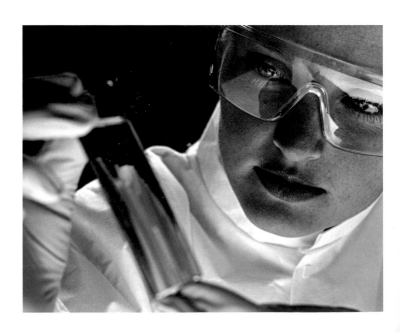

de bajo peso molecular facilite el paso de leptina desde el torrente circulatorio al sistema nervioso y, así, alcanzar los centros neuronales responsables de la regulación de la conducta alimentaria. No obstante, es necesario contar antes con un número superior de ensayos clínicos realizados en distintas condiciones y conocer el papel real que la administración de leptina desempeña en el tratamiento de la obesidad.

Existen diversas evidencias científicas que demuestran la participación de otras sustancias en el control de la ingesta alimentaria. La posibilidad de obtener fármacos con efectos agonistas de las sustancias saciantes o antagonistas de aquéllas que estimulan el apetito, constituye un área de investigación fascinante y con gran futuro. En este capítulo debe considerarse el posible uso de antagonistas del neuropéptido Y, una sustancia que actúa en sentido opuesto a la leptina. Este péptido estimula el apetito e inhibe el gasto energético, circunstancias ambas que favorecen la ganancia de peso. El bloqueo de sus efectos suele constituir un recurso terapéutico eficaz.

La *colecistoquinina* es un péptido de origen gastrointestinal y efecto saciante. Se está ensayando la capacidad de análogos de colecistoquinina de efecto prolongado, para así estimular la saciedad y conseguir una inhibición de la conducta alimentaria.

Otra posibilidad terapéutica son los *análogos del péptido análogo del glucagón tipo 1*, sustancia que posee un efecto retardador del vaciamiento gástrico que influye poderosamente en el control de la saciedad. El péptido CRH, los antagonistas opiáceos y una innumerable lista de análogos agonistas y antagonistas representan potenciales alternativas de futuro tratamiento.

En lo que respecta a la estimulación del gasto calórico, los *agonistas beta-3 adrenérgicos* están mostrando resultados muy positivos en animales de experimentación en los que se favorece la termogénesis, así como

Las perspectivas futuras en lo que se refiere al desarrollo de nuevas moléculas es prácticamente inabarcable.

otros efectos metabólicos beneficiosos. Sin embargo, los efectos en humanos son menos significativos, por lo que es necesario mantener esta línea de investigación y valorar distintas formulaciones que permitan obtener compuestos estimuladores del gasto calórico. Las perspectivas futuras en lo que se refiere al desarrollo de nuevas moléculas es prácticamente inabarcable, en la medida que también lo es el número de sustancias implicadas en el control de la ingesta y la termogénesis.

La próxima comercialización en nuestro país de *nuevos fármacos antidiabéticos*, como las glitazonas, rosiglitazona y pioglitazona, y el progresivo desarrollo de antihipertensivos e hipolipemiantes tendrá un impacto significativo en el control de las complicaciones derivadas de la obesidad. La mayor concienciación de la existencia del síndrome de apnea del sueño está posibilitando su detección en personas de riesgo, como son las que padecen obesidad mórbida, mediante la realización de registros polisomnográficos, lo que permitirá su tratamiento precoz en tanto se produce la necesaria reducción ponderal.

Independientemente de los avances que con seguridad se producirán en los próximos años en el tratamiento farmacológico de la obesidad, no debe olvidarse que la base del tratamiento sigue siendo el desequilibrio de la ecuación de balance energético a favor del gasto calórico. Aunque los avances en el tratamiento farmacológico ofrezcan nuevas posibilidades, es obvia la necesidad de contemplar el tratamiento de la obesidad como un conjunto en el que se inte-

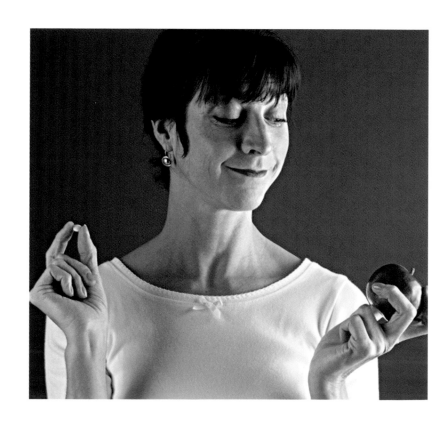

gra el tratamiento dietético, la actividad física, el tratamiento farmacológico, la educación nutricional, la terapéutica cognitivo-conductual y el tratamiento quirúrgico.

Es de esperar que en un futuro, que deseamos sea lo más próximo posible, se pongan en marcha medidas de sanidad pública orientadas a prevenir la obesidad y a reducir su elevada prevalencia. Aspectos tales como la difusión en los medios de comunicación de la magnitud del problema y sus consecuencias, así como la promoción de hábitos saludables tanto en lo que respecta a la nutrición como a la práctica de actividades físicas son esenciales para conseguir un efecto global en la sociedad. La implantación de la educación nutricional, a nivel escolar, y la difusión del conocimiento, a nivel general, ayudará a prevenir no sólo la obesidad sino también otros trastornos del comportamiento alimentario que igualmente se encuentran en progresión.

Es de esperar que en un futuro se pongan en marcha medidas de sanidad pública orientadas a prevenir la obesidad y a reducir su elevada prevalencia.

Dirección editorial: Raquel López Varela
Coordinación editorial: Ángeles Llamazares Álvarez
Diseño de la colección: David de Ramón
Coordinación Clínica Universitaria: José Ramón Unzué

La Editorial declina cualquier tipo de responsabilidad que pudiera derivarse de los comentarios, opiniones, recomendaciones o exposición general de esta obra, así como de la aplicación, interpretación o de otra clase que pudiera desprenderse de su lectura o visión. Cualquier aspecto referente a la salud, individual o colectiva, siempre se debe poner en conocimiento de la autoridad médica competente para que adopte las medidas oportunas.

© Javier Salvador Rodríguez, Eduardo Caballero Gómez, Gemma Frühbeck Martínez, Jesús Honorato Pérez y EDITORIAL EVEREST, S. A.
www.everest.es
Carretera León-La Coruña, km 5 - LEÓN
ISBN: 84-241-8412-2
Depósito Legal: LE: 693-2002
Printed in Spain - Impreso en España

EDITORIAL EVERGRÁFICAS, S. L.
Carretera León-La Coruña, km 5
LEÓN (ESPAÑA)